神农升降药法

陈建国 著

饮片拍摄人员：郑立强
中药生长图片提供人员：赵明刚 穆丽 许涛

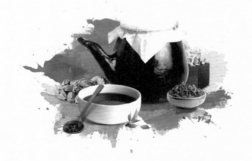

从《神农本草经》到《伤寒杂病论》，如何融会贯通以"阴阳盛衰病机"钤"方药升降治法"，执简驭繁

全国百佳图书出版单位

中国中医药出版社

·北京·

图书在版编目（CIP）数据

神农升降药法 / 陈建国著 . —北京：中国中医药
出版社，2021.7（2024.11重印）
ISBN 978-7-5132-7017-5

Ⅰ . ①神… Ⅱ . ①陈… Ⅲ . ①方剂学 Ⅳ . ① R289

中国版本图书馆 CIP 数据核字（2021）第 109362 号

中国中医药出版社出版

北京经济技术开发区科创十三街 31 号院二区 8 号楼
邮政编码　100176
传真　010-64405721
河北省武强县画业有限责任公司印刷
各地新华书店经销

开本 710×1000　1/16　印张 12.5　字数 177 千字
2021 年 7 月第 1 版　2024 年 11 月第 4 次印刷
书号　ISBN 978 - 7 - 5132 - 7017 - 5

定价　78.00 元
网址　www.cptcm.com

服 务 热 线　010-64405510
购 书 热 线　010-89535836
维 权 打 假　010-64405753

微信服务号　zgzyycbs
微商城网址　https://kdt.im/LIdUGr
官 方 微 博　http://e.weibo.com/cptcm
天猫旗舰店网址　https://zgzyycbs.tmall.com

如有印装质量问题请与本社出版部联系（010-64405510）

前 言

对中药的学习，无论是中医爱好者还是专业的中医师，大概都有这样的同感，那就是，初学觉得很容易，越学却越糊涂！

众所周知，历代医家和各种本草著作，对中药性味的记录莫衷一是；对归经的认识，众说不一；对功效的总结，大相径庭；对临床应用的表述，数不胜数，却各不相同。

这里面的原因何在呢？

经过历史的发展，对中药的认识越来越偏离原始思维的方向，这是导致中药学习起来越来越困难的主要原因，唯有将最原始的主线更好地传承，才能在此基础上不断完善和发展。

古人云：大道至简，衍化至繁。纷繁复杂的现象背后道理却一定是非常简单的，而要解决繁杂的问题，唯有向前梳理，才能从源头上找到原始路径，如此方可正本清源，纲举目张。

当我们将学习中药的目光回归到现存最早的本草学著作《神农本草经》时就会明白，古人对中药的认识，最早是以阴阳理论作为基本遵循，与《神农本草经》一脉相承的《伤寒杂病论》，同样是以阴阳理论作为方药应用的基本理论依据。

古人最早应用中药治病，是根据口耳相传的经验，更广泛、更高效地应用中药是从与哲学思想结合为起点开始的，而

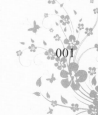

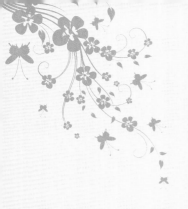

最早跟中医、中药结合起来的哲学思想就是阴阳理论。立足于阴阳理论的基础之上，有利于我们将中医方药最原始、最宝贵的部分得以更好地传承。当今中医发展，非常有必要从阴阳理论的角度，从本草到经方、从病机到治疗进行全面系统地梳理和发掘。

正是基于以上原因，《仲景阴阳脉法》从诊断的角度，将病机和治法进行了阐释，《神农升降药法》将重点从方药的角度，立足阴阳理论进行深入阐释。

用阴阳理论来认识病机，用阴阳理论来落实诊断，这属于中医的理法；用阴阳理论认识中药，用阴阳理论来认识经方，这属于中医的方药，而将这四者贯穿起来，需要我们明确升降治法。升降治法成为我们用阴阳理论来认识中医、应用中医的一个关键点。也就是说，我们明确了方药的阴阳，也就明确了人体的阴阳。那么方药的阴阳是如何调整人体阴阳的呢？就是升降治法。因此，我将这本书命名为《神农升降药法》。

在阴阳理论下，具体到某一味中药，其治疗的症状可能是多种多样的，也是笼统无规律的。实际上，药物能治疗的症状并非真正的内在功效，只是药物功效的具体化，治症只是表象、结果，而非功效的本质。这一味中药之所以能够治疗这些

症状，就是药物的气和味，药物通过气和味影响人体，才能够起到相应的治疗作用。从这个角度来看，中药的功效并非抽象不可把握的，而是目可见、舌能尝的东西，都是非常客观的。

由于一味药、一张方的气和味都是客观的、稳定的，因此，返回源头我们就会发现，原来一味中药只有一个功效，进而发现一张方也是仅有一个功效，这个功效就是通过升降阴阳来实现的。

本书本着回归中医原始思维的原则，天人相应，格物致知，探求古人对中药的本源认识，从而梳理中药的治症，帮助大家对中药形成感性而真实的认识，化繁为简，执简驭繁，使得中药的学习由反复的背诵变成生动的、真实的、具体的对大自然的感知。

落实中医的理法，在于诊断；把握方药的根本，在于中药。中医的诊断和中药贯穿了中医的理法方药四个基本元素，两者既是学习中医的关键点，更是学习中医的难点。本书从中药入手，并从本草到经方，从经方到中医的理法进行全面梳理贯通，目的是帮助大家提升精准、高效应用经方的临床能力。

陈建国

2021 年 5 月 1 日

一药一方：只有"唯一大方向"

很多中医学子、临床医生，都会在学医、行医一段时间之后，面临"瓶颈期"。

辨证论治也算丝丝入扣，但碰到寒热错杂、虚实交织、病机繁杂的时候，就难以分清"唯一大方向"。

即便是经方大家曹颖甫先生，其实也面临着中医学人共同的迷茫与困惑。

在《经方实验录》里有这样一则曹颖甫亲手诊治其女儿头痛的医案。

曹颖甫的女儿若华，忽病头痛，干呕。服"吴茱萸汤"，痛益甚，眠则稍轻，坐则满头剧痛，咳嗽引腹中痛，按之，则益不可忍，身无热，脉微弱，但恶见火光，口中燥。

改服"大承气汤"，服后约三小时，即下，所下非燥矢，盖水浊也，而恙乃悉除，不须再诊。

即便身为经方大家，曹颖甫在诊治女儿头痛的过程中，仍然要面临"难分难辨"的迷茫与困惑。

根据《伤寒论》第 378 条"干呕，吐涎沫，头痛者，吴茱萸汤主之"，水浊之证，头痛，干呕，辨证多么丝丝入扣！为什么处以吴茱萸汤而病反加剧？

吴茱萸汤与大承气汤在诊断上的清晰区别何在呢？

正如同"东西南北"是道路的唯一大方向，中药、方剂除了常规辨证的"虚实寒热、气血津液、表里上下、脏腑经络"之外，还需要分辨类似"东西南北大方向"，比如：阴阳盛衰、六经、三焦、卫气营血、五行五脏等。《黄帝内经·素问》对整体宏观辨证的"唯一大方向"如此阐释："一人之气，病在一脏也。若言三脏俱行，不在法也。"

那么，阴阳盛衰如何诊断呢？本书作者陈建国在其另一本著作《仲景阴阳脉法》中，发现并提炼了阴阳盛衰、左右虚实的脉诊方法：在双手的寸口脉中，左脉更实则为阴盛（方向为降，治以升法，如吴茱萸汤证），右脉更实则为阳盛（方向为升，治以降法，如大承气汤证）。回到曹颖甫先生的这个案例，我们可以反推：患者虽然整体看似表现为"脉微弱"，但一定在右手的关部或者尺部沉取是超过正常的有力，故病机为阳盛而非阴盛，治疗的"唯一大方向"为"降法"而非"升法"。

一升一降，方向迥异。方如此，药亦如此。

本书作者所发现的学术体系，为"唯一大方向"的分辨提供了相对容易操作的"火眼金睛"。

为了让广大读者更方便理解和应用"阴阳盛衰理法方药"，我们特邀请陈建国以"阴阳盛衰、升降治法"的角度，解读《神农本草经》的常用药证，以便读者更加灵活、便捷、有效地掌握经方与时方的应用，在辨别"唯一大方向"（阴阳盛衰、六经、三焦、卫气营血、五行五脏等）之时，拥有更加宏观、整体、明晰的视野。

让我们反复学习中医经典，通过认识《神农升降药法》，帮助我们进一步领会《仲景阴阳脉法》对"唯一大方向"的准确判断。

刘观涛

2021 年 5 月 11 日

目 录

第一部分　总　论

第 一 章

阴阳理论下的中医本草学

第一节　探索中药愈病之理

中药究竟是如何治病的呢？古人应用中药治病的原始思路究竟为何呢？

随着现代科学技术的进步，当前对于中药的研究，几乎全部集中到有效成分的方向上来了，我们暂且称其为有效成分论。将一味中药的成分进行细化，然后研究每一种成分对人体生理、病理的影响，是目前研究中药的主流方式。这是完全西化的思维方式和研究方法，不能说这样的研究方向没有任何意义，但非常明确的是，在各种技术手段很不发达的古代，并没有今天这样的设备仪器。因此，这绝不是古人应用中药治病的原始思维，在没有很好传承的基础上，偏离了原始思维，就很难将中医中药更好地发展。

记得多年前，一位家传中医分享了一个对中药认识的困惑，很值得我们思考。他有一张家传汤方，自己临床应用治疗某一种疾病，疗效非常满意，但是他对汤方中一味药的应用却始终难以理解，这味药就是黄金。于是他自己反复试验，发现只要按照原方用上黄金，疗效就很好。如果不按照原方用，疗效就会差很多。黄金这味药一般药房也不是常备的，具体应用时就是用身边亲友的金戒指、金耳环等，跟方中的其他药放到一起煮，药煮好后，把这些金饰捞出来继续佩戴即可。让我们也难以理解的是，黄金是不溶于水的，即使是和其他的药物一起煎煮多次，取出后仍旧如初，重量也不会减轻，黄金能煮出什

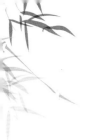

么有效成分呢？

其实，岂止是这味相对特殊的黄金，我们常用的石决明、牡蛎、生石膏等，不就是相当于石头吗？这些药物都是不溶于沸水的，入汤方也不会煮出任何所谓的有效成分，但只要应用得当，都会取得满意的疗效。那么，中药到底是靠什么来治病的呢？

中药学既是单独的学科，更与临床有直接的关联，如果对于中药的基本认识出现了问题，就会直接影响临床，并且会严重影响中医的发展方向。

有一家医院，数十年前就开始了中药治疗肿瘤的研究，最初的思路是在中药中寻找效果优于放疗、化疗的有效成分，结果这样的工作连续做了十年，在花费了大量的科研资金后发现这条路没有任何出路。他们自己也承认，在研究方向上走了弯路，白白浪费了一个团队十年的宝贵时间。

因此，探求中药愈病之理是非常有意义、有必要的。那么，既然用有效成分论难以解读中医中药，古人应用中药的原始思路究竟为何呢？

也许有人会说，这是历代劳动人民经过长期的实践总结出来的经验，那么，古人应用中药是完全根据经验的总结吗？沿着经验这条路，我们能学好中药吗？

我们以黄连为例，看历代医家的记录。

《神农本草经》：主热气目痛，眦伤泣出，明目，肠澼，腹痛下利，妇人阴中肿痛。

《名医别录》：主治五脏冷热，久下泄澼、脓血，止消渴、大惊，除水，利骨，调胃，厚肠，益胆，治口疮。

《本草纲目》：心经实热；伏暑发热、作渴、呕吐及赤白痢；骨热黄瘦；小儿疳热（遍身疮蚀、潮热、肚胀、口渴）；消渴尿多；小便如油；破伤风；白浊；痢症多血；冷热诸痢；痢疾腹痛，里急后重；鸡冠痔；痔病秘结；水泄、脾泄；吐血不止；眼目诸病；眼睛突然红痛；双目痒痛；泪出不止；牙痛；口舌生疮；小儿口疳；小儿耳后疮；胎动出血；妊妇心烦，不能睡眠；无名肿毒；中巴豆毒，下泻不止。

《中药学》（上海科技出版社，1994）

【功效】清热燥湿，泻火解毒。

【应用】

①用于胃肠湿热，泻痢呕吐。②用于热盛火炽，高热烦躁。③用于痈疽疗毒，皮肤湿疮，耳目肿毒；善清胃火，治胃火炽盛的呕吐。

从历代医家的记录来看，我们几乎无法掌握黄连这味药的应用，这里面纷繁复杂，问题重重。

1. 是不是掌握了这些治症，就掌握了黄连这味药的应用了呢？如果是，那么历代医家的表述各不相同，应当以哪一个版本为准呢？

2. 如果是以全部记载为准，是不是将黄连的所有功效背诵记忆，就掌握了黄连的功效呢？如果是，那么《神农本草经》记载黄连可以治疗腹痛下利，是不是所有的腹痛下利均可以用黄连就可以治愈呢？但为何有的腹痛下利应用黄连却无效呢？黄连究竟是治疗怎样的腹痛下利呢？黄连治疗这种腹痛下利的依据是什么呢？

3. 如果是以最新的教材相关内容作为应用黄连的标准依据，黄连的功效是清热燥湿、泻火解毒，那么，黄连为什么能够清热燥湿、泻火解毒？既然黄连有这样的功效，需要清热燥湿、泻火解毒的情况下，有黄连一味药岂不是就可以了，古今还用那么多类似的中药做什么？黄连的清热燥湿、泻火解毒与其他中药有什么区别？为什么有这些区别？有这些区别的客观依据是什么？

非常明确的是，历代医家对本草治症的记录，只是现象而非本质。我们要真正地认识本草，非常有必要从源头探索。

我们的祖先最早应用中草药治病，可以追溯到一万多年以前，最初主要依靠盲目地试用和口耳相传，这是可以想象和理解的。当今在一些偏远的农村还有应用单味药的一些经验传承，由此也可见一斑。但是随着中华文明的发展，人们对于中药应用经验的总结越来越丰富。但是，完全依靠经验对单味药进行随机的组合和验证，从而总结出大量高效的中药复方方剂来，完全是不可能完成的事情。

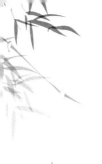

　　也就是说，对药物认识的深入和中药复方的形成，一定有一个原始思维在里面，这个原始思维就是哲学理论与经验的结合，而最初与中医、中药结合的哲学理论，就是阴阳理论。

　　阴阳理论是古人认识世间万物道理的一种方法，自然万物都遵循阴阳理论的规律。人是自然界的一部分，同样遵循着和大自然一样的规律。人体的道理与大自然的道理是一样的，人体出现的疾病，与大自然中出现的问题也是一样的。人体的问题看不明白，我们看看天地之间的道理，就可以明白人体的道理。天地就是人体，人体就是天地，人处于天地之间，天地自然中的事物也可以影响人体，绝大部分中药都是来自大自然，中药也就可以影响人体。鉴于我们的重点是认识中药，下面就集中到中药和人体。

　　《道德经》曰："道生一，一生二，二生三，三生万物。"那么天地人就是三，天地是二，人就由天地而生的三中的第三。换句话说，人是由天地所化生的。人生命的形成与维持都离不开天地的能量。中药也与人一样，来源于天地的能量。

　　由于我们常用的中药当中以草药居多，那么就先从对植物的认识开始。

　　观察身边的植物我们会发现一个规律，所有植物的存活都必须依靠天的能量和地的能量，更具体地讲就是太阳的能量和大地的能量，两者缺一不可。

　　桌上的一盆绿植，长出的叶子是为了吸收太阳的能量，其扎入土中的根系，是为了吸收大地的能量，有了天地的能量，才会有天地这个"二"生出的"三"，"三"就可以看作这盆绿植。植物就是靠这种直接的方式，吸收了天地的能量并存储起来而存活；没有地上部分的叶子，或者没有地下部分的根系都难以生存，因为少了天地两者中任何一种能量，都难以维系这个"三"的生命。现在还有许多水培的植物，它们吸收大地的能量就是通过大地的水。我们知道，几乎接收不到太阳光的深海是很少有植物存活的。

人生命的维持，并不需要每天晒太阳，也没有像植物一样通过根系直接吸收大地的能量，却如何成为天地所生的"三"呢？我们知道，人的生存离不开食物，食物当中包括植物和肉食等，而植物当中就包含了直接吸取的太阳能量和大地能量，肉食也是动物直接或间接地获取植物储存的天地之气。当然，人的生存还需要空气，空气也属于天的能量。

根据天人相应的认识，既然需要直接或间接地通过植物获取天地能量来维持生命，自然就可以通过植物蕴含的天地自然能量的偏性来调整人体这个小天地的能量。

天地之气，就是天地的能量。从特点来说，天气是太阳的能量，属于动的能量；地气是大地的能量，属于静的能量。

人体为什么患病呢？就是由于内部或者外部的原因，导致了人体这个小天地的天地之气过多、不足、不平衡，或者运行不畅，人体自身又难以通过自我调节而解决所致。

使用中药治病，就是借用天地能量不同的植物、动物、矿物，来帮助人体调整能量。比如，人体的天气过少，这时就可以用存储天气比较多的中药来补充天气；人体的天气过多，这时就用存储地气较多的中药来泄人体过多的天气；人体的地气过少，这时就可以用存储地气比较多的中药来补充地气；人体的地气过多，这时就用存储天气较多的中药来散人体过多的天气。这就是中药的以偏纠偏，也就是中药的愈病之理。

那么，中药是通过什么方式存储天地能量的呢？我们通过什么外在表现来判断中药存储这些能量的偏差呢？这些能量如何作用于人体而具体发挥治疗作用的呢？中药是如何以偏纠偏来治疗诸多症状的呢？

领会了中药的愈病之理就会发现，原来一味中药只有一个功效，其所治的多种病症仅仅是这个功效衍生出来的表面现象而已，这些治症只属于经验，背后的这一个功效，才是这味中药治病的"道"。

第一章　阴阳理论下的中医本草学

第二节　在阴阳理论下认识中药

《道德经》曰："大道至简，衍化至繁。"这提示我们，万物都有一个从无到有、从简单到复杂的过程。最开始的时候，一切事物都是最简单的，经过衍化后变得复杂。这就是从大道至简到衍化至繁，是世间万物所遵循的规律、法则。

这句话也可以反过来读，即"衍化至繁，大道至简。"意思就是，非常复杂的万物，其原始状态却是最简单的，或者说背后的道理是最简单的。这样反过来读，可以作为研究和认识事物的一种方法。这就像我们每天都在用的手机软件和电脑程序，现在几乎无所不能，功能纷繁复杂，而其原始的基本代码，无非就是 0 和 1 的各种组合而已。0 和 1 其实也是一对阴阳。

一味中药能治的病症是多种多样、纷繁复杂的，但是其能够治病的基本原理却一定是非常简单的，我们要了解一味中药的功效，掌握其能够治疗的病症，一定要从其治病的基本原理来认识，才能够真正从根源上把握这味中药。

目前现存最早的本草著作《神农本草经》，在开篇的序录中就明确"药有酸咸甘苦辛五味，又有寒热温凉四气"。同时，在讲述每一味中药时，必然是先明确这味药四气五味的属性。这都提示，古人应用中药治病就是以气和味作为认识的基本依据。

古人为什么要以气和味这个主线来认识中药呢？

《素问·阴阳应象大论》曰："阳为气，阴为味。"这就是告诉我们，要用阴阳理论来认识中药。

为什么古人要用阴阳理论来认识中药呢？

是因为古人认识人和疾病是以阴阳理论为基础的，所以要用同样的理论来认识中药，才能在理论依据上一以贯之。

人是自然界的一部分，同样也是自然界的一个缩影，按照阴阳理论的认识，人体由阴阳组成，阳就是"气"，阴就是"形"，所以，《素问·阴阳应象大论》曰："阳化气，阴成形。"其中的"气"就是能量，"形"就是人的形体，气是看不见摸不着的，形就是我们能够看到的人的形体。

中药同样是自然界的一部分，是自然界的缩影，同样由一对阴阳组成，而中药的阴阳就用"气"和"味"来表达，所以叫"阳为气，阴为味"。即中药由气和味组成。中药的气就是能量，中药的味就是味道。《素问·阴阳应象大论》还说："味归形。"这就是提示，中药的气对应人体的气，中药的味对应人体的形。中药治病的基本原理，具体就是通过气和味的偏性来发挥作用。

根据中医经典的提示，古人对中药都是从"气"和"味"两个方面作为最基本的元素来认识，其目的就是应用阴阳理论来指导其具体应用。从更加具体的层面，我们可以将对中药的基本认识总结为气、味、质、部、特五个方面。

下面我们就从这五个方面来认识中药。

我们先谈寒、热、温、凉四气。

在气和味当中，相对来说，气属于阳。但是不同中药的气有多有少，所以，《素问·阴阳应象大论》曰"气厚者为阳，薄为阳之阴""气薄则发泄，厚则发热"。气属于阳，气多了就发热，就是气越多就越热，热就是代表气多、能量多。一味药气的多少，就是用寒热温凉来表达，气越多就越热。一味药物"热"，就是相对气最多，"温"就代表气要少于热，"凉"就是气很少，"寒"就是气最少。《神农本草经》在具体每味药的气味表述时，经常用一个"平"。"平"字提示寒热偏性不大，但其中的大部分药物还是偏于"凉"。

《素问·阴阳应象大论》还说："阴静阳躁。"《管子·心术》曰："躁者不静。"《说文解字》曰："躁，疾也。"躁和静是相反的概念。涉及中药，阳就是气，就是中药的气越多，动的能量就多，能够使得人体

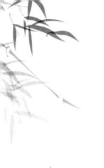

的气动起来的能量越多。这种动的能量就是按照热、温、平、寒的表述次第减少。

我们再谈酸、咸、甘、苦、辛五味。

《神农本草经》中将味分为五种，分别是酸、咸、甘、苦、辛，《素问》中加入一个淡味，分成六种。淡味药在《神农本草经》中被归属于甘味，另有后世所称的涩味附于酸味。

在气和味当中，味属于阴。《素问·阴阳应象大论》曰："味厚者为阴，薄为阴之阳。"也就是说，味属于阴，且每一味中药的味有多有少。

非常重要的是，总体上被归属于阴的味，又被进一步按照阴阳来归类，具体是"辛甘发散为阳""酸苦涌泄为阴""淡味渗泄为阳""咸味涌泄为阴"。

气和味，是一味中药的基本属性，严格地说，准确地把握了药物的气和味，就全面掌握了这味中药。但是一方面，我们很难通过有效成分或者精密仪器，准确地检测出一味中药的气和味，我们只能通过外在表现来判断；另一方面，药物有很多种，仅仅用这两个元素还难以相对准确地表述这味中药的特性，或者说，决定这味中药的特性还可以通过其他元素作为依据，即质、部、特。如果说气和味是内涵的话，后三者就属于外在表现的外延，可以为我们的判断提供进一步的帮助。

需要说明的是，对于中药的气和味的认识往往历代医家多有不同，以最原始的本草著作《神农本草经》的记载最为客观，最为真实，因此，我们对于药物气味的认识，主要参考《神农本草经》。后世医家的记载，往往是根据功效而擅自更改了药物真实的气味。比如麻黄，《神农本草经》记载其气味为苦温，后世却认为麻黄的气味是辛温。《神农本草经》记载的苦味，是麻黄的真实的味，而后世记载的辛味却是根据麻黄具有显著的发汗功效而演绎出来的味。之所以出现这样的现象，是因为后世医家对于药物性味认识过于主观、片面所导致的。麻黄味苦却具有发汗作用，这使得后世医家难以理解，所以将真实的苦味演绎成了想象的辛味。实际上，麻黄的味确实为苦味，但苦味很少，古人称为味薄，味少则味发挥的作用就很少，而麻黄的气很多，古人称为气厚，即麻黄总体为味薄而气厚，气厚就是动的能量很多，兼以质地很轻，因此是动的能量多的发汗药。

质就是药物的质地。如果一味中药的质地非常疏松，且味不多，提示这味中药的气比较多，动的能量多，比如麻黄；如果一味中药的质地非常紧实，且味也不多，那么就提示这味中药的气比较少，动的能量就少，反而可以使得人的气安静下来，比如牡蛎。

根据阴阳理论来看待中药的质地，那么质地硬、重、黏腻、紧实的就属于阴，质地疏松、轻的就属于阳。

部就是药物的药用部位。以植物药为例，一般而言，叶子和花类的中药取材部位偏上，则作用部位也偏上，其中含的气多些；根类的中药取材部位偏下，则作用部位也偏下，气味当中含的味多些。取材枝梢者，动性大；取材种子者，静的能量多些。

根据阴阳理论来看待中药的药用部位，则植物的药用部位是地上的叶子、树枝者为阳，种子、根为阴。

特，就是药物的特性。一部分中药具有一些特性，也是决定这味中药治疗作用的重要元素。比如龙骨，我们口尝时能感觉到明显的吸舌，提示"收敛""吸附"的力量比较强，就是这味药物的特性。

以上分析了决定中药治病作用的五个元素。实际具体到一味中药时，其具体的治疗作用并非依靠其中的一种而定，而是五种元素综合到一起来决定和判断、认识的。而这五个元素中，气和味是核心、是内涵，其余三个元素是外延，或者说，其余三个元素可以帮助我们具体细化地判断气和味。

通过以上根据阴阳理论对中药的气、味、质、部、特进行分析后我们会发现一个非常严重的问题，本来我们希望应用阴阳理论，对中药的认识变得非常容易和简单，但从实际看，气属阳而其中仍有阴阳，味属阴其中还要分阴阳。另外再加上质地和药用部位不同的阴阳属性，具体到一味中药，究竟是属于阴还是属于阳呢？

也就是说，药用的阴阳属性是由以上五个元素决定的，而我们需要最终明确这个药物总体的阴阳属性。进一步讲，一张经方是由多个药物

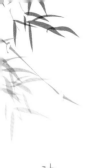

组成的，在阴阳理论指导下，我们需要最终明确这张方的阴阳属性。认识一味中药的五个元素，是认识其阴阳属性的依据和根本，而认识一张经方中每一味中药的阴阳属性，是总体认识这张经方治疗作用的依据和根本。

关于以上提出的这些问题，正是本书要解决的。

由于我们明确方药的阴阳属性是为了最终治病，而对病机的认识同样也是阴阳理论，把方药和病机贯穿起来的就是治法，因此，我们通过升降治法就可以将两者贯穿起来。换一种说法，我们明确了药物的升降，也就明确了药物的阴阳属性；我们明确了治法的升降，也就明确了病机的阴阳属性。从认识药物的角度，我们将其阴阳属性的认识具体到升降的层面，就可以和病机与治法直接贯通。

在我们深入阐释方药升降治法之前，大家肯定有一个很大的疑问，那就是我们学习方药的升降治法目的何在？意义何在？如果目标不明确，我们的学习就会很盲目。那么目的何在呢？目的就在于帮助我们全面地将中药知识跟中医临床贯通起来。

这里提请大家注意，本书虽然名为药法，看似是一本本草专著，实际上，更是一本临床著作，我们一切的努力都是为了解决实际问题，是以临床应用为最终导向的。

因此，为了便于我们领会下面将阐释的升降药法，先把阴阳盛衰病机相关的知识简单进行梳理，之后我们再返回到中药的部分。

第三节　阴阳盛衰病机

在阴阳理论下，阴阳"万物之纲纪"，是无所不包的，治病也要"必求于本"，这个"本"就是阴阳，只要能够在临床中"谨熟阴阳"，就能够达到"无与众谋"的程度。因此，从阴阳的角度把中医的病机进行全面认识是非常有必要的，也是非常有意义的。

古人说"阴平阳秘，精神乃治"，意思是如果阴阳平衡了，人就是健康的，就没有病。而我们要研究的疾病状态，就是人的阴阳不正常、不平衡了。阴的不正常，无非就是阴盛和阴虚，阳的不正常，无非就是阳盛和阳虚。如果阴不盛不虚，阳也不盛不虚，人就是阴阳平衡的，就没有病，不用治疗。

那么，根据阴阳理论，中医的基本病机无非就是四种。

阴盛、阴虚、阳盛、阳虚。

这四种就是阴阳盛衰病机的基本构成元素。

由于疾病往往是动态变化的，阴阳盛衰病机还会有兼夹，如此涉及的病机就是如下这些。

阴盛。

阴虚。

阳盛。

阳虚。

阴盛兼阳虚。

阳盛兼阴虚。

阳盛兼阴盛。

阳虚兼阴虚。

阴盛兼阴虚。

阳盛兼阳虚。

以上共计十种病机。

临床中，由于我们需要高度吻合病机的治疗，所以根据实际，我们对阴阳盛衰兼夹的情况进行主次的区分。这样涉及的病机就包括如下这些。

阴盛。

阴虚。

阳盛。

阳虚。

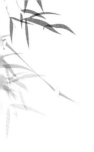

阴盛（主）兼阳虚（次）。

阴盛（次）兼阳虚（主）。

阳盛（主）兼阴虚（次）。

阳盛（次）兼阴虚（主）。

阳盛（主）兼阴盛（次）。

阳盛（次）兼阴盛（主）。

阳虚（主）兼阴虚（次）。

阳虚（次）兼阴虚（主）。

阴盛（主）兼阴虚（次）。

阴盛（次）兼阴虚（主）。

阳盛（主）兼阳虚（次）。

阳盛（次）兼阳虚（主）。

以上共计十六种病机，也就是说，在阴阳理论下，所有疾病都不离这十六种病机，都在这十六种病机的范畴内。

由上可见，在阴阳理论下认识病机，还是很具体的，看起来也很复杂。实际上，我们只要掌握其中的四个基本元素，就可以准确地把握阴阳盛衰病机，即在临床中，掌握阴盛、阴虚、阳盛、阳虚，就把握了阴阳盛衰病机。

那么，什么是阴盛、阴虚、阳盛、阳虚呢？临床中如何诊断呢？

我们先对《中医诊断学》教材中关于阴阳盛衰的内容了解如下。

阴盛证：指寒湿等阴邪侵袭人体所致的实寒证候。

【临床表现】

恶寒喜暖，四肢不温或冷痛，腹痛拒按，面色苍白，肠鸣泄泻，或痰鸣喘嗽，口淡多涎，小便清长，舌苔白厚腻，脉沉弦或沉紧有力。

阳盛证：是指阳热之邪侵袭人体所致的实热证。

【临床表现】

壮热恶热，口渴喜冷饮，面红目赤，鼻扇，烦躁或神昏谵语，大便秘结，小便短赤，或出血，舌红苔黄燥起芒刺，脉洪数有力。

阳虚证

【临床表现】

经常畏冷，四肢不温，嗜睡蜷卧，面色㿠白，口淡不渴或渴喜热饮，或口泛清涎，小便清长，大便溏薄或完谷不化，舌淡胖，苔白滑，脉沉迟或细弱等。常兼神疲气短、食少乏力、懒言自汗等气虚症状。此证多见于久病体弱或年老患者，病势较缓，病程较长。

阴虚证

【临床表现】

五心烦热，或骨蒸潮热，颧红盗汗，心烦失眠，口燥咽干，形体消瘦，或眩晕耳鸣，小便短黄，大便干结，舌红少苔而干，脉细数等。阴虚证亦具有病程长、病势缓等虚证特点。

教材中通过表述许多的临床表现来阐释阴阳盛衰病机，实际上，存在两个严重的问题。第一个问题，在阴阳理论下，阴阳是"万物之纲纪"，自然阴阳盛衰病机就涵盖了中医所有的病机，而这样的表述仅涵盖了很少的一部分病机，可以说，仅仅是狭义理解的阴阳盛衰病机。第二个问题，仅仅通过临床表现还很难准确、高效、全面地诊断阴阳盛衰病机。

面对这样的问题，究竟应该如何解决呢？

我们可以通过一种方法，就可以准确地诊断出阴阳盛衰，而诊断出的阴阳盛衰就是包含所有病机的阴阳盛衰了。这种方法，就是仲景阴阳脉法。关于仲景阴阳脉法相关的内容，我们已经通过专著给大家做了全面的表述和演示，在此仅简单进行介绍。

左手太过脉——阴盛。

右手太过脉——阳盛。

左手不及脉——阴虚。

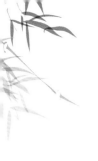

右手不及脉——阳虚。

通过以脉动力量、脉管宽度为区别的太过、不及脉，临床把握其在左右手的不同，就可以准确高效地诊断出阴阳盛衰。

在准确诊断出阴阳盛衰病机以后，临床究竟应该怎么治疗呢？《伤寒杂病论》中明确提出了阴阳盛衰病机的治疗方法。

阳盛阴虚，汗之则死，下之则愈。阳虚阴盛，汗之则愈，下之则死。

这里需要重点提示，医圣张仲景在这句话以后，还有另外一句。发汗吐下之相反。

发汗是一种治法，吐法也是一种治法，下法也是一种治法，这是把三种治法放到一起来对比，究竟这三种治法是什么相反呢？

发汗和吐法是一种治疗方向上升、向外的治法，而下法是一种治疗方向下行、向内的治法，单纯作为治法，无相反之可比性，唯有从治疗方向上，他们是相反的。

因此，其中的"汗之"是指以汗法为代表的治疗方向上行、向外的治法，我们称其为"升法"；"下之"指以下法为代表的治疗方向下行、向内的治法，我们称其为"降法"。

如此，全句的意思就是，阳盛和阴虚的病机，应当用降法治疗，而绝不能用升法治疗；阳虚和阴盛的病机，应当用升法治疗，而绝不能用降法治疗。

非常明确的是，这里的升法和降法全部都是通过应用方药来实现的，因此，明确了方药的升降，就能够直接针对阴阳盛衰的病机进行治疗，而阴阳盛衰病机可以通过仲景阴阳脉法准确地诊断。这就是本书从中药到经方阐释方药升降的目的和意义。

明确了目的和意义，下面我们就返回本书阐释的主题，升降药法。

第 二 章

神农升降药法

第一节　人体的升降

在阴阳理论中，大自然的天地是阴阳，"清阳为天，浊阴为地"，即天为阳，地为阴。这个阴阳就是由一生的二。阴阳是"变化之父母"，"变化"就是由阴阳所生，天地的阴阳所生的变化，就是升降，表现为"地气上为云，天气下为雨"。地气属阴，其运动方向是上升，天气属阳，其运动方向是下降。这个升降，就是阴阳所生的变化。这个变化就是由阴阳这个二所生的三。有了阴阳及其升降的变化，就是由二生了三，有了这个三，就可以生万物，就是天地也有了生命。

需要说明的是，雨是地气上升之云转变而成的，云是由天气蒸发水气而成的，所以说是"雨出地气，云出天气"。这里面还有一层意思，地气属阴，而自然界表现为地气上升，就是阴上升，而实际上地气上升而形成云的动力是来自天气的蒸腾；天气属阳，自然界表现为天气下降，实际上天气下降而形成雨的动力却是来自大地的"吸引"。也就是说，是阳导致了上升，而升的却是阴；阴导致了下降，而降的却是阳。在自然界中，阳的性质是上升，但上升的物质却是阴；阴的性质是下降，但降物质却是阳。因此，"阴升阳降"与"阳升阴降"这两种说法都对，只是认识的出发点不同而已。这就是古人所说的"道"。"道"就在我们身边，就是自然界的"大地蒸腾""天上下雨"。

天地阴阳的升降出现问题，天地也会"患病"，但这些"患病"却不会导致天地"死亡"，这是由于天地自我调节的能力比较强，不用过

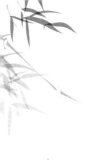

于干预，就能自我恢复平衡，所以能够天长地久。比如，天气过于蒸腾，就会导致大地更热而水分过于蒸发，大地就会出现干裂的病态，但是，更多的水分从地气上升而变成云，就会更多地遮挡太阳，兼以大地对更多的云的"吸引"，形成更多的雨，从而自行恢复了阴阳升降的平衡。如果大地过于"吸引"，使得更多的天气下降成雨，则大地就会出现阴冷潮湿的病态，但是，更多的水分从天气下降成雨，则遮挡太阳的云自然减少，更多的阳光普照大地，自然蒸腾水湿而改善阴冷潮湿的状态，从而恢复阴阳升降的平衡。

人体内的阳是气，阴是形，气就是能量，形就是形体，如果人只有能量和形体，还仅是有了阴阳的二，仍不足以构成鲜活的生命，还需要一个由气和形所生的变化，这变化就是由二生的三，人才有了生命。气和形所生的变化，就是能量和形体之间的变化，这种变化和天地一样，也是以升降的形式表现出来的。

大自然中的人就是一个小天地，也是由阴、阳及阴阳的升降变化三者构成。人和天地自然一样，人体的升降变化也会出现问题，所以人也会患病。但是，我们都知道，人的生命要远远短于天地的生命，就是因为人体的阴阳升降变化的自我调节能力要远远低于天地。人体的阴阳升降出现问题，可以通过药物或者其他方法的干预，来帮助人体重新恢复阴阳升降的平衡，但如果到了积重难返的程度，药物的干预也无能为力。所以，人的生命与天地相比，是短暂的。

人体的阴阳是如何升降变化的呢？

自然界中，古人用"水"作为代表来表现天地阴阳的变化，涉及人体，我们用"气"来表述人体阴阳的变化。古人说"清阳出上窍，浊阴出下窍；清阳发腠理，浊阴走五脏；清阳实四肢，浊阴归六腑"。意思是，生理情况下，在清阳的作用下，气可以"出上窍"，提示运动的方向是向上，还可以"发腠理""实四肢"，提示运动的方向是上升向外；在浊阴的作用下，气也可以"出下窍"，提示气的运动方向是下行，还可以"走五脏""归六腑"，提示运动的方向是向内。因此，人体阴阳的运动方式，就是上升向外的升发和下行向内的敛降，也就是阴阳的升降。

　　人体与天地自然相同，没有阴阳的升降变化，则只有二，没有三，就无法生万物，万物当中自然也包括人，人就无法生存，生命自然终止。但阴阳升降得太过或不及，都会导致人体阴阳的不平衡，表现为阴阳升降的病理状态，这时的人就是患病的状态，就可以应用中药来帮助人体调节阴阳的升降。

第二节　中药的升降

　　中药是如何实现升降人体的阴阳的呢？我们先来认识药物的升降。

　　从阴阳理论来讲，来自大自然的中药，自然也具有自然界万物的共性，即都有阴阳属性。之所以能够被用作药物，就是因为其天然存在的阴阳的偏性，我们就是应用这些偏性来升降阴阳，而这些药物的阴阳偏性，也是通过升降这种具体形式实现治疗作用的。

　　从性质的角度，阳主升，阴主降，那么，具体到药物是"阳为气，阴为味"，即总体上说，药物的气主升，药物的味主降。

　　药物的气，就是动性、能量，属于阳。仅从气的角度考量，气的多少，古人以按照热、温、凉、寒依次递减的方式来表述程度。相对来说，热的药，气就多，动的能量就多，升的力量就大；寒的药，气就少，动的能量就少，升的力量就小。每一味中药的气有多有少，所以古人说"气厚者为阳，薄为阳之阴"，"气薄则发泄，厚则发热"。

　　药物的味，是药物发挥治疗作用的重要方面，与药物的气相比，味总体属于阴。对于人体来说，阳为气，阴为形；对于药物来说，阳为气，而阴为味。因此，味与形对应，均属于阴。总体理论上说，气主升，味主降，所以古人说"阴味出下窍，阳气出上窍"。

　　不过，中药的味也分阴阳，具体为"辛甘发散为阳，酸苦涌泄为

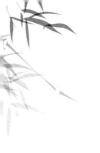

阴，咸味涌泄为阴，淡味渗泄为阳"，因此，仅从中药的味来考量，辛、甘、淡味药属于阳，可以升气；酸、苦、咸属于阴，可以降气。其中，辛味药的作用，被古人称为发散，发散属于上升向外的作用方向，自然属于升法，可以升气；酸味、苦味、咸味的作用，被古人称为涌泄，涌泄属于下行向内的作用方向，自然属于降法，可以降气。

甘味药重在补益，古人将甘味药与辛味药并称为具有发散作用的阳药，实际功能虽归属于升法，但并没有什么发散的作用。当然，如果是辛味药和甘味药配伍，则全方具有发散的作用。总体上说，甘味药物主要用于补益，甘温的药物主升，甘寒的药物主降。

其中不太容易理解的是淡味药，我们从两个角度来认识。

咸味的作用是涌泄，属于敛降的治法，自然属阴，淡味药与咸味药相对，自然属于升法的阳性药。每一味中药的味也是有多有少，被古人称为味的厚薄。味厚薄的不同，是这味中药通过味来发挥治疗作用的程度的考量，所以古人说"味厚者为阴，薄为阴之阳"，"味厚则泄，薄则通"。与咸味药相对，咸味药就属于"味厚者为阴"，淡味药就属于"薄为阴之阳"；咸味药的作用属于"味厚则泄"，而淡味药就属于"薄则通"。

淡味药的具体作用是渗泄，李东垣认为"气之薄者渗泄，甘淡平凉是也，渗谓小汗，泄谓利小便也"，并明确指出"淡味之药，渗即为升，泄即为降"。张子和也认为"渗为解表归于汗，泄为利小溲归于下"。结合我们后续将要具体解析的淡味药功效可以明确，淡味药作用中的渗，其作用方向是上升向外，属于升法；淡味药作用中的泄，其作用方向是下行向内，属于降法。可以这样认识，淡味药既能利小便，更能治疗全身水肿，实际只是淡味药能够把气升发到全身各处组织，并渗利各处组织的水气而已，因此，渗是功效，泄是表现。也可以说，淡味药属于升中有降，以升为主，总体属于升法。

中药的质地，也是决定这味中药升降作用的一个因素。我们知道，组成人体最多的成分就是水，把质地重的物体放到水中，即刻就会下沉，因此可以理解，质地重的中药服用后，就可以"引导"人体的气沉降，仅从质地的角度考量，就属于降法。质地疏松而轻的物体，我们即使把它深按到水中，它也会即刻升浮上来，因此可以理解，质地轻的中药服用后，就可以带动我们人体的气机升浮，仅从质地的角度认识，质地轻而疏松的药物就属于升法。

古人应用中药选择不同的药用部位，其原意并非是根据各个部位的所谓有效成分的不同，而是根据不同取材部位作用于人体的不同治疗作用。植物的茎、枝、叶具有天然的上升向外生长的能量，也就是包含了上升向外生长的气，仅从药用部位考量，就属于升法；植物的根具有自然向下生长的能量，仅从取材部位考量，就属于降法。

中药的特性，对于中药升降阴阳的作用也会有影响，但并非所有中药都一定有特性，下文会结合具体药物阐释。

不同中药是通过气、味、质、部、特这五个方面结合起来发挥作用治病。治病的方式，就是这五个方面结合形成不同的升降作用，通过各种升降作用的偏性，来升降人体的阴阳，从而达到恢复阴阳平衡的效果。

每一味中药，通过气、味、质、部、特这五个方面的结合，就确定了这味中药治疗作用的唯一性。治疗作用的唯一性，就是这味中药功效的唯一性。因此，我们说，一味中药只有一个功效，而这个唯一性的功效，是通过升降来体现的。

古人为了教给我们认识一味中药，就首先明确地告诉我们这味中药的气和味，明确了这味中药的气和味，就明确了功效。同时，为了帮助我们进一步在临床中更好地应用这味中药，也往往罗列出了一些这味药能够治疗的症状，但是，后世往往由于难以理解中药治病的基本原理，从而更多地关注这些衍生出来的治症，使得对中药的认识陷入繁杂无序的状态。

以上重点阐释了天地的阴阳升降、人的阴阳升降，以及药物的阴阳升降，也明确了人的阴阳升降异常会出现的病理状态，那么，药物是如何通过自身的偏性、通过升降纠正人的阴阳升降异常的呢？要解决这个

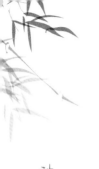

问题，我们先要明确人体究竟处于怎样的阴阳盛衰病理状态，明确的依据，自然一般是通过症状。此外，我们要进一步领会方药升降阴阳的作用，也要参考古人记录的方药能够治疗的症状。因此，有两个问题摆在我们面前，就是方药与治症的关系和症状与阴阳盛衰病机的关系。以上问题涉及了中医临床，为了便于大家理解后续更深入的阐释，我们先要明白，症状是正邪交争的反应。

我们下面专门阐释正邪交争与升降。

第三节　正邪交争与升降

为了帮助大家领会正邪交争，我们直接将《仲景阴阳脉法》一书中关于正邪交争部分的相关内容附录于此，以供了解。

一个人患病，就一定会有症状，症状是中医精准施治的基础依据。因此，除了全面准确地掌握症状以外，了解和理解症状也非常重要，唯有如此，才能够真正获得症状给我们带来的信息。

1. 症状是正邪交争的反应

为什么说症状是正邪交争的反应呢？因为，症状出现的前提，是既有正气又有邪气，并且处于两者交争的状态中。

或许有人会问，如果仅有邪气没有正气，会不会出现症状呢？不会。仅有邪气的情况大概可以见于两种极端的情形，一种是正气完全消失仅有邪气，原因是患者已经死亡，那么这时再去辨证已经没有意义，患者无论是患有恶性肿瘤还是心肌梗死，都已经不可能会有任何的不适了。另一种有邪无正的情况，古人称之为"行尸"，是极为特殊的。

另外，有人也会问，唯有正气无邪气，会不会出现症状呢？也不会。有正无邪，那么就是平人、健康人，也不会出现需要治疗的症状。

只要有邪气的存在，正气就会自然地发现邪气，并与邪气斗争，哪怕仅有一息尚存，正气就会斗争不止。因此，我们能够探查到的症状，全部都包含正气和邪气两方面的因素，是正邪交争的反应。

可以说症状是正邪交争的反应，没有正邪交争就没有症状。脉诊表现也是症状的一种，仲景阴阳脉法强调候的就是正邪交争的状态。也就是说，仲景阴阳脉法候出的病机，包含了邪气也包含了正气，具体为正邪交争的状态，更加能够反映疾病在病人身上的生动客观的即时状态。

我们从仲景书的原文也能够明确这样的思想，比如《伤寒论》第97条："血弱气尽，腠理开，邪气因入，与正气相搏，结于胁下。正邪纷争，往来寒热，休作有时，嘿嘿不欲饮食……"这里就明确提示，小柴胡汤证的病机是"正气与邪气相搏结于胁下"，而出现的"往来寒热，休作有时，嘿嘿不欲饮食"等一系列的表现，其原因就是"正邪交争"导致的。也可以说，后续的一切症状表现，都是正邪交争的反应。

再比如桂枝汤证。外邪袭表，人体正气就会抗邪于表，在体表出现正邪交争的反应。桂枝汤证表现出来的发热、恶寒、汗出、脉浮等症状，都是正邪交争的结果。特别是其中的脉浮，客观地反映了正邪交争的状态。外邪袭表，则人体鼓舞正气充斥于体表从而御邪，鼓舞正气就是调动人体的气血，由于邪在表，自然是从人体的内部调动气血达表抗邪。但是，由于人体的正气不足，虽然鼓动了内部气血达表，但仍旧没有达到驱邪外出的目标，从而处在这样一种正邪交争的状态中。

由于人体的气血欲抗邪而充斥于体表，脉诊表现上就是在代表人体上部和外部的部位出现太过脉，因此表现为寸脉浮。因为在人体上部和体表的气血是由内部调动而来，所以，人体内部的气血就会较平素更少一些，在尺脉和沉位都会较平时弱，仲景客观地描述为"阳浮而阴弱"。

针对这样一种正邪交争的状态，自然应该从两个方面来治疗，第一是补益正气，第二是加强驱邪的力量。因此，桂枝汤方中既有补益的甘

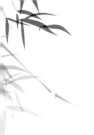

草、大枣，又有合力驱邪的桂枝、芍药和生姜。

2. 正邪交争的治疗

中医治病，是根据病机确定治法，但治疗取效的表现是症状的缓解或消失，这里所述的症状当然也包括脉诊表现。而在患者眼中的症状，中医医生一定要从正邪交争的角度来分析，因为正邪交争的状态在表现上是症状，其本质是病机。

那么，如何根据正邪交争的状态来确定治疗的方向呢？我们以桂枝汤为例。外邪袭表后，外邪欲入里，而人体鼓舞正气达表抗邪，正邪交争于表，容易出现桂枝汤证。那么这时，从正邪交争的方向来看，邪气是向内，人体的正气是向外驱邪，此时脉诊表现也是浮脉，这时治疗的方向是向外驱邪。

从正邪交争的状态与治疗的方向来看，我们一般是按照正气的方向来治疗，也有一些特殊情况是按照邪气的方向治疗，因为正气和邪气的方向往往是相反的，也可以说，一般是逆着邪气的方向治，也有一些情况应该顺从邪气的方向治。

由上可知，症状是正邪交争的反应，而症状同样是人体升降异常的表现，因此，我们认识人体升降的异常，可以通过分析症状的方式来明确。

第四节　一味中药只有一个功效

前面我们提到，历代医家仅仅对黄连一味药，就总结出了很多"功效"，其中仅《本草纲目》记载的黄连"功效"，就达到二十七种之多，而当我们明确了中药的阴阳和升降药法之后就会发现，其实，一味中药只有一个功效。

下面，我们仍旧以黄连为例，应用升降药法来认识黄连的真正功效。

我们可以看到，教材中总结的黄连应用，只是黄连的治症，属于经验的总结，而黄连的"功效"，也仅仅是对治症的总结，并非黄连能够治疗这些症状的内在功效。至于黄连的归经，同样是对黄连治症从另一个角度的经验总结而已。

黄连为什么能够治疗这些症状呢？其内在原理是黄连苦寒的基本属性，苦寒是黄连一味药气味的客观存在，是内涵，而纷繁复杂的治症，只是外延，内涵具有唯一客观和稳定的特性，而外延具有不客观、纷繁复杂的表现，这就是古人所说的"大道至简，衍化至繁"。

我们就从气、味、质、部、特这五个方面来认识黄连的功效，并结合正邪交争的观点解读黄连的治症。

《神农本草经》：黄连，味苦，寒。主热气目痛，眦伤泣出，明目，肠澼，腹痛下利，妇人阴中肿痛。

黄连的气为寒，一方面提示黄连是寒凉的，适合于热证，另一方面提示黄连属于阳的气少。

黄连味苦，"酸苦涌泄为阴"，苦味属于降法，我们通过口尝也可以知道，黄连很苦，提示黄连属于阴的味很厚，提示黄连沉降的力量很足。兼以黄连气寒，提示黄连擅长清降里热，属于"降类"药物。

黄连紧密的质地，同样属于"降类"，可以增强其降热的功效。

黄连的药用部位是根部，根部本身就有向下生长的能量，属于"降类"，进一步增强了黄连降热的功效。同样是由于黄连的药用部位是根部，黄连的特性是擅长作用于人体的中焦、下焦，因此，苦寒的黄连擅长清降胃肠道的热邪。

综合五个方面的分析可以明确，黄连就是应用苦寒的气味来清降胃肠道的热邪，属于苦寒降法。

在对黄连功效的根本认识基础上，我们再看《神农本草经》中黄连的治症。

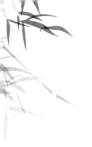

热气目痛

邪热停于胃肠道中焦，火性炎上，热势上涌而出现的热气目痛，应用黄连降热后可缓解。

眥伤泣出

症状表现为眥伤泣出，病机仍旧是邪热停于胃肠道中焦而上逆，因此明确，此类的眥伤一定还有目红肿等症；泣出也一定是热泣，伴有干涩、热痛等症，这时的黄连仍旧属于降法。

明目

黄连治症的明目，一定是由邪热停于胃肠道中焦而上逆导致的目疾，往往伴有目昏花多眵等，应用苦寒的黄连降下热邪后，邪去目明。

肠澼，腹痛下利

邪热停于胃肠道，正气与邪热相争，正气欲通过下行的方向将邪热排出体外，所以出现"肠澼""下利"的症状；正邪相争于腹部，所以出现腹痛。由于正气自然抗邪能力尚不足，所以症状虽然表现为下利、肠澼，但仍旧难以热邪排出，这时就可以用苦寒的黄连，帮助人体正气向下降气而排出邪气，邪去正安，则肠澼、腹痛下利自止。

妇人阴中肿痛

女性出现下焦实热证，可以表现为"妇人阴中肿痛"的症状。黄连的药用部位是根部，作用部位可达于下焦，用其苦寒之性味降下热邪而症已。

通过以上分析黄连的性味、升降、治症，我们可以明确，从本质上说，一味中药只有一个功效，其纷繁复杂的治症，都是由这一个功效发挥作用所致，而这个功效作用的发挥，就是依靠升降人体阴阳达到的。

通过以上方法，我们就可以明确一味中药的升降阴阳的作用。临床上，我们平时所用的方剂，绝大多数都是由多味中药组成的复方，复方与单味药相同，是通过多味中药协同，从而实现升降阴阳的功效，治疗多种症状，从这个角度，一个方剂与一味中药一样，同样是一个方剂只有一个功效，明确了方剂升降阴阳的作用，就会明确这个药物的功效。只是，复方方剂的升降需要多味中药进行综合考量，才能够掌握其功效。

下面我们就来认识经方的升降。

第五节　经方的升降

经方来源于中医经典，具有药味精炼、治疗方向明确的特点，并且只要用之得当，临床疗效显著，因此，我们就通过经方来阐释复方方剂升降阴阳的功效。

首先，我们以大黄黄连泻心汤为例。

大黄黄连泻心汤方
大黄（二两）　黄连　黄芩（各一两）

方中大黄、黄连均为苦寒药，且重用苦寒味厚的大黄，兼以苦平味厚的黄芩，全方属于苦寒之方。酸苦涌泄为阴，全方均有纯阴性药物组成，因此，大黄黄连泻心汤为明确的苦寒降法，其唯一的功效，就是通过沉降的功效来下行而泄实热之邪。此方证的病机，就是实热邪气停于中焦，其所治的所有症状，都是这个唯一病机的外在表现。比如，热邪上逆，就容易表现为衄血；热邪停于中焦，所以容易表现为心下痞，以及其他诸多的治症，也都是由这一个病机导致的。大黄黄连泻心汤就是由其唯一的功效，从而治疗多种纷繁复杂的症状。

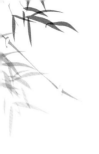

我们再看小半夏加茯苓汤。

小半夏加茯苓汤方
半夏（一升） 生姜（半斤） 茯苓（三两）

方中重用辛温的生姜，气味均厚，辛甘发散为阳，生姜属于升法。生姜被古人称为"御湿之菜"，可见生姜非常善于发散湿邪。

半夏辛平。我们都知道，半夏的辛味很重，属于味厚气薄，而辛味属于阳，半夏同样为升法。

茯苓甘平。茯苓被后世认为是淡味药，淡味渗泄为阳，淡味也属于升法。

综合以上三味药的分析，全方属于典型的升法。

小半夏加茯苓汤的病机，仲景书中已经明确，为"膈间有水"，其治症为"卒呕吐，心下痞，眩悸"。

水作为一种邪气，停于膈间，人体正气必然会奋起抗邪而欲祛邪外出，病在膈间，症状表现为呕吐、眩悸，可见人体正气祛邪的方向为用升法向上散邪，但是基于人体正气能力所限，虽然祛邪不止，但仍旧未能达到祛邪的目的，因此，患者才有诸多症状而病不愈。这时就可以选用同样属于升法，并且擅长散水气的方药，小半夏加茯苓汤就是为这样的病机所设。

一张方的升降，就是这张方的功效，而这张方的功效，就是这张方证背后的病机。一张固定的经方由多味药组成，但合起来后起到的升降功效却是唯一的，同样，这张方的病机也是唯一的。

我们可以通过以上认识组成这张方的药物，来领会这张方的升降功效，但鉴于一些经方的组成比较复杂，因此，认识这张方整体的升降功效，其难度要大于认识一味药的升降功效，那么，我们就可以结合另一种方法，那就是对这张方的治症进行综合分析，从而明确这张方的病机，这样就会明确这张方的升降功效。

这里需要强调，无论是认识单味药的治症，还是复方的治症，都不能仅仅从病邪单方面的角度来认识，而是通过正邪交争的角度来认识。

我们以半夏泻心汤为例。

呕而肠鸣，心下痞者，半夏泻心汤主之。
半夏泻心汤方
半夏（半升，洗） 黄芩 干姜 人参（各三两） 黄连（一两）
大枣（十二枚） 甘草（三两，炙）

我们首先从方药组成进行认识。方中半夏辛平，干姜辛温，人参甘、微寒，大枣、甘草均为甘平。辛甘发散为阳，这几味药的组合为升法。黄连苦寒，黄芩苦平，二药组合，却是明确的降法。方中既用辛甘温的药物来升，又用苦寒的药物来降，古人为什么这样组合用药呢？全方的升降功效如何认识呢？此方所治又是什么病机呢？

我们进一步通过治症来认识病机和升降功效。

半夏泻心汤的治症分别为呕、肠鸣、心下痞。呕是一个上逆的症状，这个症状是正邪交争的结果，是正气向上升散，欲祛邪上行而出；肠鸣之甚者可以出现下利，半夏泻心汤在其他原文中提示还可以治疗下利，那么下利这个症状同样是正邪交争的结果，是正气欲向下降邪外出而出现的症状；那么，正气既在升邪，又在降邪，邪气停在哪里呢？心下痞这个症状就提示，邪气就停在心下。这个邪气相对比较特殊，我们人体的正气就发现这个邪气通过升法也难以祛除，仅通过降法也难以祛除，唯有通过既升又降，才能两个方向合力而"解开"停在心下的邪气。由于正气祛邪能力有限，虽然一直在向两个方向祛邪，但正邪交争只是出现了症状，却始终难以将邪气祛除。这时，我们就可以应用中药来帮助人体将邪气祛除。

半夏泻心汤方中，用黄连、黄芩组合的苦寒降法，来帮助人体的正气降邪，用半夏、干姜组合的辛温升法，来帮助人体的正气升邪，两个方向的药力相合，解开停于心下之邪。

邪气为什么会停在心下呢？古人云"邪之所凑，其气必虚"，正是由于人体心下这个部位相对较虚，才会出现半夏泻心汤证。因此，在用升降二法合力祛邪的同时，应用甘草、人参、大枣三个甘味药，来补益中焦，从而达到邪去正复而愈的效果。

此方功效中，有升有降，但结合各药的气味及药量，仍旧以升法为主。

下面我们就以经方为例，对阴阳盛衰病机采取的方药升降治法进行总结。

阴盛

应当用升法治疗，经方中一般选用辛温属于升法的方药。比如本节上文的小半夏加茯苓汤方证，其病机就是阴盛，全方就属于辛温升法。另外，比如葛根汤、桂枝汤、麻黄汤，也都总体属于升法，其针对的病机也是阴盛。所以，我们将阴盛的治法总结为辛温汗升法。

阳盛

应当用降法治疗，经方中一般选用苦寒属于降法的方药。比如本节上文的大黄黄连泻心汤方证，其病机就是阳盛，全方就属于苦寒降法。所以，我们将阳盛的治法总结为苦寒下降法。

阴虚

应当用降法治疗，经方中一般选用甘寒属于降法的方药。比如百合地黄汤，就是由甘寒的地黄与甘平的百合配伍，此方证的病机就是阴虚，全方属于甘寒降法。所以，我们将阴虚的治法总结为甘寒降法。

阳虚

应当用升法治疗，经方中一般选用甘温的药物或用甘味药配伍辛温的药物来实现。比如四逆汤，就是用甘平的甘草与辛温的附子、干姜配伍而成，此方证的病机就是阳虚，全方属于甘温升法。所以，我们将阳虚的治法总结为甘温升法。

需要特别强调的是，一张经方的升降，是由方中所有药物来协同实现的。一张升法的经方并非意味着其中的所有药物均为升法，一张降法的经方也并非意味着其中所有的药物均为降法，但我们需要明确一张经方总体的升降。

基本纯用升法药物的经方，一般是针对阴盛来治疗；基本纯用降法药物的经方，一般是针对阳盛来治疗。除此之外，面对纷繁复杂的疾病现象，一张经方中经常会出现升降两种方法同用的治法，这样的治法见于如下几种情况。

1. 补益

在针对阳虚或阴虚的病机应用补益的治法时，会经常用升降同用的方法。

我们以四逆汤为例。四逆汤具有温阳的治疗作用，重在用方中辛温的附子、干姜的温性来补益，两味药均属于升法，但是这两味药均具有辛味，辛味具有升散邪气的作用，但同时具有散气、耗气之弊，并不利于温补。所以，古人配伍并重用甘味的甘草，这里的甘草属于降法，可以对抗限制附子和干姜的辛味，从而使得温补的功效被限制在人体的下焦这个固定区域。

同样，我们熟悉的被后世用于补气的四君子汤，方中人参、茯苓都是升法的药物，而甘草偏降，白术更是一味偏于降法的药物，但正是这样升降同用，更有利于将补益的力量"控制"住，使得补起来的气不被耗散。

经方肾气丸用于补下焦之阴虚，方中重用属于甘寒降法的干地黄，甘味可以补益，但寒性太过容易导致腹泻，所以方中轻用属于升法的附子、桂枝，以纠正地黄寒性过于降下之弊，使得补益的力量稳定地作用于人体下焦。

由上可见，古人在补益时经常升降同用，目的是为了把"虚"稳定地"培扶"起来。

虽然具体到药物的层面，四逆汤和四君子汤都属于升降同用，但全方都是总体属于升法，用于治疗"阳虚"的病机；肾气丸也属于升降同用，但全方总体属于甘寒降法，用于治疗"阴虚"的病机。

2. 解结

当邪气不适合仅用升法或降法祛除时，升降同用的治法常被古人用于"解结"以祛邪。

邪气留滞，人体正气欲通过升降两个方向将邪气"解开"，应用方药就应当升降同用，协助人体正气以"解结"，上文讲解的半夏泻心汤就属于此类。

虽然半夏泻心汤方属于升降同用，但此方总体上仍属于升法，而与此方治法非常相似的乌梅丸，总体上属于降法。

3. 扩大或调整作用部位

通过药物的配伍，升降同用可以扩大或调整全方作用于人体的部位。

以防己地黄汤证为例，全方病机属于"阴虚"，即下焦阴虚，但症状为在下焦阴虚的基础上另有阳气上浮到上焦的表现，因此，方中重用属于降法的地黄以补下焦阴虚，并且配伍属于升法的防己、防风、桂枝，将地黄敛降的力量带到上焦，从而敛降浮越上亢的阳气，如此配伍就扩大了地黄作用于人体部位的范围。防己地黄汤就属于重用降法而轻用升法，全方升降同用，但总体仍属于降法。

越婢汤方中麻黄属于升法而石膏属于降法，也属于升降同用的一张方，全方总体属于降法。水饮之邪在表（上焦），但需要降下水饮，将水饮通过小便排出，方中石膏可以降气，但质重的石膏作用部位是中焦、下焦，配伍麻黄就可以将石膏敛降的力量带到表（上焦），从而将在表（上焦）的邪气敛降祛除。越婢汤全方属于降法，石膏敛降的功效经配伍麻黄后就调整了作用于人体的部位。

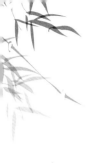

4. 协同作用

通过升降同用协同作用，以达到特殊的治疗目的。

以桂枝汤为例。桂枝汤证的病机是正邪交争于表的"阴盛"，治当用辛温升法，所以，方中用桂枝、生姜以助正升散邪气。但桂枝汤证的表也虚，过用辛温发散会进一步虚其表，所以配伍苦平敛降的芍药，一方面限制桂枝、生姜的发散之力，将全方作用的力量固定在表，一方面敛降由辛温药物发散至表的气血，但全方仍旧是升法。因此，桂枝汤方中芍药与桂枝、生姜属于协同作用。

上文中的升降同用的补益治法及解结之法，也均可认为是协同作用。

上文阐释了升降药法，并且对相关的知识进行了梳理，其中涉及了对多味中药和多张经方的具体认识，为了帮助大家领会神农升降药法，下文将深入、具体地对经方常用的五十味中药进行阐释。

第二部分 分 论

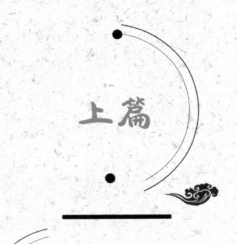

上篇

治以"升法"之本草

第 一 章

治疗 "阴盛" 药物

第一节　治疗 "实寒（含风寒）" 药物
（桂枝、麻黄、细辛、葛根、薤白、杏仁）

桂　枝

（药用部位：嫩枝；质地：轻）

《神农本草本经》：味辛，温。主上气咳逆，结气喉痹，吐吸，利关节，补中益气。久服通神，轻身，不老。生山谷。

《伤寒杂病论》：应用桂枝的代表方如桂枝甘草汤、桂枝茯苓丸、桃核承气汤。

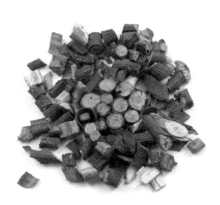

图 1　桂枝

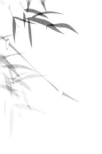

升降（阴阳盛衰）：升（阴盛）

"牡桂，味辛，温"。古之牡桂即今之桂枝，辛温均属"升类"。桂枝用于治疗"阴盛"的实寒证（含风寒）。

桂枝味辛而性温，质地轻，属于气味俱厚。辛味和温性均具有向上、向外升发之力，可知桂枝属于治疗的升法。

桂枝的药用取材部位是桂树的嫩树枝。我们观察自然界，嫩树枝往往在数日之内就能够向上、向外生长得更长、更粗，古人称之为枝干的"发生之机"，也就是富含向上、向外"生发""升发"的气、能量。我们日常饮用的茶叶，取材是树枝尖的嫩叶，同样也是富含这种生发的能量，因此具有提神、兴奋之效。

本身性质就属于辛温的桂，兼以取材其嫩枝，就含有足够的向上、向外升发的能量，药用桂枝就是应用这个能量，以调动人体的气血，或升散邪气。这就是桂枝的功效。

由于桂枝的取材部位为嫩枝，与人体的四肢、体表位置相对应，兼以辛温升发，所以擅长祛除在表或由表而入之邪，从而治疗表现在四肢的病邪。

《说文》云："桂，江南木，百药之长，桂也。"可见桂枝很早已经入药，并且被非常广泛地应用。

桂有牡桂、菌桂之分，当今所用的桂枝即古之牡桂，肉桂即古之菌桂。

《神农本草经》记载，菌桂：味辛，温。主百病，养精神，和颜色，为诸药先聘通使。久服，轻身不老，面生光华，媚好，常如童子。生山谷。

口尝肉桂之味，属于辣中带甜、甜中带辣，因此当今以桂皮作为调料而非桂枝。

从升降的角度，桂枝一味药属于明确的辛温升法。但是，由于桂枝汤能够治疗气上冲，且桂枝加桂汤能够治疗气上冲更加严重的奔豚，因此，吉益东洞总结桂枝能够"降"冲逆，从而将桂枝总结为降法。这种

神农
升降药法

认识是错误的。

这里需要强调，桂枝能够治疗气上冲的道理与治疗"上气咳逆"相同，即正邪交争，正气为祛邪而向上冲逆，桂枝协助人体正气向上、向外散邪，从而达到邪去逆平的效果。因此，桂枝虽然能够治疗气上冲，但非药物本身治疗的方向是"降"冲逆，冲逆只是治疗的结果而非治疗原理的本身，桂枝实为辛温升法。

桂枝属于经方最常用的药物之一，以桂枝命名的桂枝汤更是被后世称为"群方之祖"，但究竟经方中是桂枝还是肉桂却存在一些争议，原因就在于经方应用桂枝大多提示要"去皮"。干燥的桂枝去皮，既难以实际操作，又让人难以理解，因此后世推断，古之桂枝应当是去除了粗皮的肉桂。笔者认为，既然古人称其为桂枝，则必然是桂树之树枝，而非桂皮，桂枝去皮，提示我们在应用时尽量要粗捣，实现一定程度的皮芯分离，即为古之桂枝"去皮"。

病机（病性病位）：实寒；上中焦

古人客观地记录了临床应用桂枝可以治疗的诸多病症，但究其根本，其用一也，就是应用其生发、升发的能量以调动影响人的气血。

正邪交争于表，邪气欲向下、向内侵袭人体，人体正气向上、向外抗邪，因此是人体正气抗邪的作用导致了"上气咳逆"的症状，但基于人体正气自身抗邪之力不足，故症状出现而病邪未除。此时，应用桂枝升发的能量协助正气向上、向外抗邪，邪气得除则人体正气即不必再向上、向外抗邪，"上气咳逆"的症状自平。

邪气结于咽喉，正邪即交争于此，即出现"结气喉痹"的症状。桂枝升发祛邪外出，结气得解，喉痹得愈。半夏散及汤治疗咽痛，方中用桂枝，就是应用了桂枝的这个作用。需要说明的是，半夏散及汤由半夏、桂枝、甘草三味药组成，其中桂枝辛温、半夏辛平、甘草甘平，全方味辛、性温，因此，其所治的喉痹为适合于应用辛温升散药物治疗的喉痹，也就是平素所谓的外感风寒（"阴盛"的实寒证）所导致的咽痛，而实热（"阳盛"的实热证）导致的喉痹，并不在此方药治疗有效

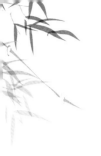

的范畴。

"吐吸"就是临床所见的气短，古人描述为"吸不归根，即吐出也"。呼为气之上升，吸为气下降，健康情况下，呼吸升降是平衡的。吸之不及即降之不及，同样是正邪交争的结果，也就是说，降之不及是由于人体正气向上、向外抗邪而导致的。此时应用桂枝升发的能量协助正气抗邪，即能治疗"吐吸"一症。

桂枝的药用部位是树的嫩枝，树枝与人体的四肢部位相对应。外邪侵袭，痹阻四肢，当用辛温升发的能量升散通达邪气者，为桂枝的适应证，所以古人记录了桂枝"利关节"的应用经验。

桂枝的升发之气，可以帮助人体消化阴性的食物，所以古人称其有"补中益气"之效。

"久服通神、轻身、不老"也是桂枝升法功效的具体体现，合理应用桂枝也有日常保健的作用。

附录：相关经方

桂枝甘草汤

桂枝甘草汤方由桂枝、甘草两味药配伍组成。方中重用桂枝四两顿服，是经方中最重用桂枝的一张方，全方属于辛温升法。

患者之所以出现"叉手自冒心""心下悸，欲得按"，是由于"发汗过多"。我们知道，无论是用药物发汗，还是患者出现自汗，都是以人体的上部多汗为特点，那么，由于发汗过多，就在短时间内造成人体上焦津液和阳气的骤然丧失，其中以津液丧失为主。正是由于患者出现了以上的气血状态的变化，人体才出现"叉手自冒心""心下悸，欲得按"这些上焦津液虚、阳气虚的严重症状。

针对这样的病机，桂枝甘草汤的治疗方法，就是用大量的桂枝配伍甘草顿服，快速"升提"中、下焦的气血，从而"填充"上焦空虚的气血，达到尽快缓解症状的目的。桂枝甘草汤虽然是针对上焦虚的处方，但并没有采取比较缓慢的补益治法，而是属于用升法快速调整人体气血分布的治法。

临床当中，桂枝甘草汤证的脉证就是以候上焦的寸部出现脉管塌陷、空虚和无力的不及脉为特征。由于主要是津液虚，故以左手的寸部不及脉为突出表现。

当今现实生活中，仲景所描述的由于"发汗过多"导致的桂枝甘草汤证，多见于三种情况，一种是经常反复出现发热的患者，经常用具有发汗作用的解热镇痛剂反复发汗治疗，就容易出现桂枝甘草汤证；第二种是经常熬夜的人，也容易出现桂枝甘草汤证；第三种是经常大量饮酒的人，由于酒的味辛性温，容易导致出汗，长久下来就容易出现桂枝甘草汤证。

桂枝茯苓丸

桂枝茯苓丸方由桂枝、茯苓、丹皮、桃仁、芍药、蜂蜜五味药组成。全方总体属于降法，病机属于"阳盛"的血瘀证。但方中桂枝属于辛温升法，用于治疗"阴盛"的实寒证。

桂枝茯苓丸是当今比较常用的一张经方，市售也有成药，被广泛用于治疗子宫肌瘤等下焦的癥瘕积聚。

桂枝茯苓丸方中，最不容易理解的是古人应用桂枝这味药。因为桂枝升发，多用于解表，药用嫩枝，药用的部位与所治的下焦癥瘕积聚的部位并不对应，后世诸多医家认为这里用桂枝是为了"温通阳气"。实际上，这种认识属于望文生义，并非来自临床。

桂枝茯苓丸确实擅长治疗下焦的癥瘕积聚，但这种癥瘕积聚的形成，却和表证有密切关系。从症状看，桂枝茯苓丸证的患者，多有肩背不适，从脉证角度看，桂枝茯苓丸的脉证中具有左寸太过脉的特征，这均提示此方证中具有表证。从发病过程看，此方证的患者初起确由外感邪气而起，逐渐直中下焦，导致了下焦的病变，此方证的治疗，仍需兼顾表证，方用桂枝升散外感之邪气。当然，桂枝在此方中也有温通气血的作用，但这并不是古人应用桂枝的主要原因。

从此方也可以看出，经方中应用桂枝，重在应用其调动气血达于表

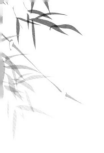

（或上焦）以助正气祛邪。

桂枝茯苓丸的脉证以左寸、右尺太过脉为特征。

桃核承气汤

桃核承气汤方由桂枝、桃仁、大黄、芒硝、甘草五味药配伍组成。全方总体属于降法，病机属于"阳盛"的血瘀证。但方中桂枝属于辛温升法，用于治疗"阴盛"的实寒证。

桃核承气汤方也用了桂枝，其原因与桂枝茯苓丸方中桂枝的用意相同。

原文明确提示，初起病机有两个方面的因素，一是"太阳病不解"，二是"热结膀胱"，也就是说，既有表证，下焦也有病邪。实际上，这两个病机是有关联的，即下焦的病邪是由表直中导致的。按照原文提示的表面信息，应当先解外，然后再治下焦。实际上，结合临床解读，应当是初起以表不解这个病机为主，下焦病邪为次时，当先解其外；而以下焦病邪为主，表有邪为次时，方可用桃核承气汤，而桃核承气汤方本身就是攻下焦邪气与解表同时治疗的一张方。之所以有这样的认识，临床中我们会发现，桃核承气汤证的患者往往伴有肩背不适，并且脉证中有左寸的太过脉。此方证、病机形成的机理，与桂枝茯苓丸非常相似。

桃核承气汤的脉证以左寸、右尺太过脉为特征。

麻 黄

（药用部位：草质茎；质地：轻）

《神农本草经》：味苦，温。主中风，伤寒头痛，温疟，发表出汗，去邪热气，止咳逆上气，除寒热，破癥坚积聚。一名龙沙。

《伤寒杂病论》：应用麻黄的常用经方如麻黄汤、麻黄杏仁甘草石膏汤。

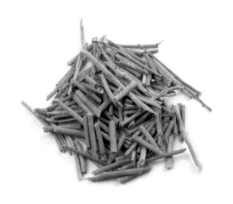

图 2　麻黄

升降（阴阳盛衰）：升（阴盛）

"麻黄，味苦，温"。麻黄属于"升类"，用于治疗"阴盛"的实寒证（含风寒）。

味苦为降，为什么味苦性温的麻黄却属于"升类"呢？

众所周知，麻黄是一味力量很强的发汗药，其治疗方向是向上、向外升散，其治法属于升法。后世也根据麻黄的功效，将麻黄的性味归结为辛温。实际上，如果仅从功效来反推药物的性味，从而认识一味中药，这样做既不客观，也不全面。

《神农本草经》客观地记录了麻黄的性味是苦温，而非辛温。也就是说，古人根据真实的口尝，麻黄的味既非辛，也非甘、酸、咸、淡，按照五味进行区分，麻黄的味就是苦。仅从味的角度考量，苦味属于降法，而发汗属于升法，麻黄既是客观的苦味，又有真实的发汗作用，原因何在呢？

我们观察麻黄这味药，地上部分很大，而地下的根却很小，可见这个植物更多地吸收了太阳的能量，即动气的能量很多，就是气厚。有两个因素决定了麻黄动气能量作用于人体的方向，一个是药用部位，一个是质地。

麻黄的药用部位是地上部分的草质茎，地上部分整体是一个向上升发的状态。此外，麻黄的质地很轻，麻黄煎煮时会一直浮在水面上。因

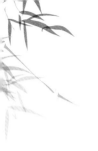

此，麻黄动气能量的方向是向上、向外动气升发的能量。

麻黄的质地很轻而性温，均提示这味药的动气的能量很多，就是气厚；我们再口尝麻黄，并没有多少苦味。因此，麻黄总体是气厚而味薄，偏性很大，主要是动气的能量来发挥效用，而其中很薄的味，对麻黄整体升降的影响很小。所以，味苦而性温的麻黄属于"升类"。

我们都有这样的常识，在日常疏通马桶的时候，并非是一味地向下"按压"，而是先向上"吸"，再向下"按压"，这样疏通的效果反而是更好的。

同样的道理，麻黄正是由于气很厚，所以向上、向外升发的力量很强。但麻黄并非如桂枝一样一味地向上、向外升发，而是在很强的升发之力中仍兼有很薄的苦味敛降能量，所谓升中有降，其发汗的力量最强。

因此，麻黄的治疗作用属于升法，治疗的病机是阴盛。

此外，我们观察麻黄，药用的部分基本就是很轻的中空的"吸管状"。所以，麻黄具有"疏通"的功效，除了能够把人体上部的邪气散出去以外，还擅长将人体最深部（比如中焦、下焦）的邪气（比如实寒、水饮）"吸"出来并散出去。这是麻黄这味药的特性，也是辛温的桂枝所不具备的。

通过认识麻黄，我们也能够发现，仅仅通过具体的性味，很难将所有药物的特点准确地表述，而将药物的性味与药用部位、质地和特性结合起来，对药物的认识才更加客观和准确。

临床中所用的麻黄有生麻黄与炙麻黄之分，经方中所用的麻黄均为生麻黄。炙麻黄是将蜂蜜与生麻黄一起拌炒制作而成，蜂蜜味甘，会缓和麻黄的升发之力，兼以炒制也会减少麻黄的动气能量，因此，炙麻黄的升发之力要缓于生麻黄，药力会弱，也温和一些。

绝大部分应用麻黄的经方，原文均强调在煎煮时需要先煮麻黄并去上沫。生麻黄经过相对较长时间的煎煮，就会减其峻烈的气，作用于人体后就会相对温和。如果生麻黄的用量较大时，仍需按照原文要求先煮，如果用量很小，或者是用炙麻黄时，与其他药物同煮即可。陈年且量大的生麻黄，提前煎煮时出现的上沫，应去除。如果是量小、新鲜的生麻黄，提前煎煮也并无上沫。

病机（病性病位）：实寒、水饮；上中下焦

具有很强的升发力量，这是麻黄唯一的功效，其所有治症都是这一个功效发挥作用的外在表现。

麻黄能够向上向外升散邪气，所以，麻黄能够治疗正邪交争于表的"中风伤寒头痛，温疟"。

麻黄能够向上、向外"发表"，所以能够达到"出汗"的治疗结果；也正是这个功效，所以能够"除寒热"。

正邪交争，正气欲向上、向外驱邪，所以会出现气机向上的"咳逆上气"，而限于人体正气能力有限而难以驱邪外出，这时就可以用麻黄帮助人体正气驱邪，邪去则"咳逆上气"自然平复。

麻黄由于气厚，动气的能力很强，并且既能作用于人体的表，也能作用人体的深部，因此，对于即使是人体深部的"癥坚积聚"，需要升法治疗时，就有应用麻黄这味药的机会。

经方中也经常应用麻黄的功效治疗属于"阴盛"的水饮证。

附录：相关经方

麻黄汤

麻黄汤由麻黄、桂枝、杏仁、甘草组成，全方属于升法，用于治疗阴盛的实寒证。

麻黄汤证的病机是在表的实寒证。

由于外邪侵袭，正邪交争于表，所以出现"发热""无汗"的症状。正气欲从内向外、向上祛除邪气，所以出现两类症状，一类是在表、在上的症状，比如"头痛""身疼腰痛，骨节疼痛"等症状；一类是上逆的症状，比如"喘""胸满""脉浮紧"等症状。针对这样的病机状态，

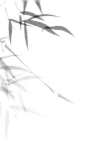

麻黄汤可以助正气向上、向外调动气血祛除邪气，从而邪去正安，诸症自平。

方中麻黄苦温，属于升法，且用量较大；桂枝辛温，亦为升法；杏仁甘温，属于升中有降，以升为主；甘草调和诸药，四药合用，具有强效的升散邪气的功效。方中甘草与杏仁均为甘味药，具有一定的养阴功效，一定程度上缓解强力发散导致的阴血耗伤。

麻黄汤的脉证以左手寸部太过脉为特征。

麻黄杏仁甘草石膏汤

麻黄杏仁甘草石膏汤由麻黄、杏仁、甘草、石膏组成。方中麻黄、杏仁属于升法，石膏质重而沉降。全方属于降中有升，以降为主，既能升发散邪，又能敛降。

正邪交争，正气由内向外、向上抗邪，所以出现"汗出而喘"。方用麻黄、杏仁辅助正气向上、向外散邪，但患者因表虚汗出而耗伤正气，药用麻黄、杏仁虽可以散邪，但却会加重汗出，导致患者正气更虚，此时配用石膏有三个作用，一方面可以降气而止汗，一方面可以牵制麻黄、杏仁过于升散的力量，一方面可以清除里有的邪热；而石膏和麻黄的配伍，麻黄可以将石膏敛降的力量带到人体之表，从而敛在表之汗，不配麻黄而单用的石膏，会直接作用于人体的中焦、下焦，则只能导致腹泻而不能敛汗。三药配以调和的甘草，从而达到邪散、汗止、喘平的效果。

此方配伍的关键是麻黄与石膏的配伍，特别是两者之间的剂量，原方麻黄四两、石膏八两，为1：2剂量的配比，并且是先煮麻黄。如果过用麻黄，则不能止汗、平喘，如果过用生石膏，则全方作用的部位就不是表部。

麻黄杏仁甘草石膏汤的脉证以右手寸部最为有力为特征。

细　辛

（药用部位：根部；质地：轻）

《神农本草经》：味辛，温。主咳逆，头痛脑动，百节拘挛，风湿痹痛，死肌。久服明目，利九窍，轻身，长年。一名小辛。生山谷。

《伤寒杂病论》：应用细辛的常用经方如麻黄附子细辛汤。

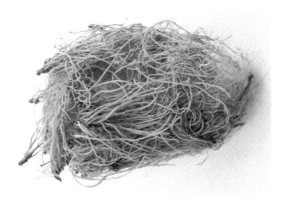

图 3　细辛

升降（阴阳盛衰）：升（阴盛）

"细辛，味辛，温"。味辛性温均为"升类"，所以细辛属于"升类"，用于治疗"阴盛"的实寒证、水饮证。

味辛而性温，是细辛发挥升散功效的主要缘由。

细辛根部细长，药物细而味辛，故名为细辛。细辛植株的叶子很宽大，有利于吸收更多太阳的能量，从而具有动气的特性，这些能量均存储到细长的根部中，所以，细辛属于气厚味也厚的药物，蕴含的动气能量很多。

由于细辛动气的能量很强，所以虽然性味辛温，但一般不用于温补。

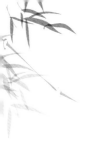
细辛与麻黄相似，均为又细又长，兼以药用部位是根部，非常擅长将人体深部的邪气（比如实寒、水饮）"疏通"、升散出来。所以，细辛作用于人体的部位可以涉及中焦、下焦。

细辛是《伤寒杂病论》中常用中药之一，其中汤方应用最大的剂量是一日三两，但自宋代出现"细辛不过钱"的说法之后，历代医家应用细辛都非常谨慎，《本草纲目》也强调了这个观点并沿袭至今，2000 年《中国药典》规定细辛的用量为 1 ～ 3 克。

实际上，古人通过临床应用总结为"若单用末，不可过一钱，多则气闷塞不通者死"，即用细辛的散剂，超过 3 克会出现严重的不良反应，经方中用细辛入汤剂煎煮一般不会有严重的不良反应。笔者自用细辛超过药典规定剂量时，只要注意开盖煎煮，至今未出现不良反应。但这里强调，临床遵从药典规定的剂量，只要应用得当，亦可取得良效。

病机（病性病位）：上焦、中焦、下焦

邪气留滞于体内，正邪交争，正气欲向上、向外散邪，邪未祛除而导致气机上逆的"咳逆""头痛脑动"，此时药用细辛即可帮助人体正气升散邪气，则邪去症已。

正邪交争于肢体、关节，则出现"百节拘挛，风湿痹痛""死肌"，辛温的细辛可以协助人体正气将邪气升散，并"疏通"气血。其中，"死肌"指肌肉麻木不用等症。

正邪交争，正气向上升散，邪气攻冲至目者，就会引起眼部的症状，用细辛助正升邪，则目疾得愈，故古人称细辛可以"明目"。细而长的细辛，可以通达人体上下内外，从人体深部将邪气升散，发挥功效的部位也可以达到人体的最上部。

并非所有辛温的药物都可以"利九窍"，而细辛具有通达人体上下内外的特性，可以将升散通达之力作用于人体非常广泛的部位，所以可以达到"利九窍"的效果。

临床如果单用细辛一药，由于其辛温而耗气，故不可久服。古人认为可以"久服轻身长年"，是由于细辛可以疏通人体上下内外的气血，

就像今日百姓为了"活血"而久服三七一样。实际上，如果没有相关指征，笔者不建议将细辛作为久服的药物。

附录：相关经方

麻黄附子细辛汤

麻黄附子细辛汤由麻黄、炮附子、细辛三味药组成。全方属于辛温升法，用于治疗"阴盛"的实寒证、水饮证。

麻黄附子细辛汤的病机是下焦实寒证、水饮证。

实寒或水饮两种邪气停于下焦，正邪交争，可能会出现"发热"的症状，"脉沉"反映正邪交争于人体深部的下焦，方用麻黄附子细辛汤，助正气将邪气从下焦升散出来。

方中麻黄、细辛两味药均为辛温且细长质轻，均擅长将人体的深部邪气升散出来，配用质重而辛温的炮附子，将两味药物的力量带到人体的下焦，三药辛温，共同将下焦的邪气升散出来。炮附子另有温补下焦的功效，使得祛邪而扶正。

麻黄附子细辛汤的脉证以左手尺部太过脉为特征。

此外，小青龙汤方中的细辛，一方面具有助正解表的作用，还有升散中焦水饮的作用，均属于治疗"阴盛"的病机。

葛 根

（药用部位：根；质地：重）

《神农本草经》：味甘，平。主消渴，身大热，呕吐，诸痹，起阴气，解诸毒。葛谷，主下利十岁以上。一名鸡齐根。生川谷。

《伤寒杂病论》：应用葛根的代表方如葛根汤、葛根黄芩黄连汤。

第一章 治疗「阴盛」药物

051

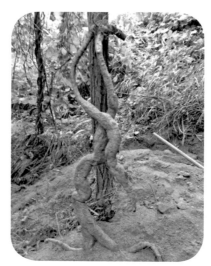
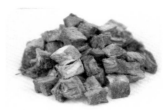
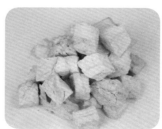

图 4　葛根

升降（阴阳盛衰）：升（阴盛）

"葛根，味甘，平"，其治法属于"升类"，用于治疗"阴盛"的实寒证。

葛根味甘而性平，为什么属于治法的"升类"呢？

葛根是葛藤的根。葛藤是一种藤蔓类植物，具有惊人的蔓延力和繁殖力，可以大面积地覆盖树木和地面。葛藤半木质的蔓藤可以长达10-30米，匍匐地面甚至可达百米。

由此我们可以知道，葛藤通过许多的宽大的叶子吸收了大量太阳的能量，并且将这种能量存储于葛根，所以葛根动气的能量很多，并且，这种能量是像葛藤一样，属于向上、向外的升发、伸展、畅达的能量，这种能量可以作用于人体，可以助正升散邪气，从而治疗"阴盛"的实寒证。所以，葛根属于气厚而味薄的一味药。

一般的辛温升散药物都有伤阴之弊，而葛根在这个方面就相对比较特殊。与其他辛温升散的药物不同的是，葛根味甘而微寒，甘味可以补益，所以葛根还有补益养阴之功。所以，葛根擅长在升散邪气的同时还滋阴养液，非常适用于既有阴津虚且还需要升散邪气治疗的病机。

今日所用的葛根分为柴葛根与粉葛根，两者都是临床常用的葛根，并且功效相同而略有差异。粉葛根质地相对更加紧密，质地重，其甘味更厚，所以补益的力量相对更大些，许多地方当今将粉葛根作为食物食用，可见粉葛根的升散之力比较弱，气很薄。柴葛根质地疏松而轻，蕴含的动气能量更多些，相对气厚而味薄，所以，其升散邪气的力量相对更大一些。

从《神农本草经》的记录和《伤寒杂病论》对葛根的应用来看，古时应当是粉葛根与柴葛根通用而不分的。今日临床，如果能够根据两者的擅长而分别合理应用，应当更为妥当。

葛根的药用部位是根部，所以能够用甘味补益中焦、下焦，还能够将中焦、下焦的邪气向上、向外升发、畅达出来。

病机（病性病位）：上焦、中焦、下焦

葛根的甘味能够补益中焦，所以能够治疗中焦津液虚的"消渴"症状。

这里需要提示，虽然葛根也是笔者治疗消渴的常用药，但不建议将此作为一个经验。因为葛根虽然味甘补益津液，但毕竟其具有升散之力，适用于既需要升散同时也需要生津的病机，如果临床中仅用葛根一味药来治疗消渴，或者根据《神农本草经》中的记载，在所有治疗消渴的方中均加入葛根，则往往适得其反，针对病机为"阳盛"实热证的消渴，会出现不但无效反而病情加重的后果。因此，笔者建议适用病机者可应用葛根治疗消渴，并且以应用粉葛根更为合适。

利用葛根的甘味，可以缓解其他药物的药性，故可"解诸毒"。

由于外邪侵袭，正邪交争于表出现的"身大热""诸痹"，可以用葛根将邪气升散出来而治疗。

葛根能够治疗的"呕吐"。其内在机理是由于邪气内停，正气与之交争，正气欲向上散邪所致的，葛根可以协助正气散邪外出，故可止此类"呕吐"，而常见的水饮内停所致的呕吐，则不在葛根的适用症范畴。

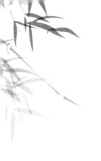

需要注意的是，对于中焦素有水饮的患者，不当应用大量的葛根，不但不会止呕，反而会引起呕吐，这与葛根的升散之力有关。

葛谷是葛根的别称。

葛根擅长将人体深部的邪气升散出来，所以古人称其可以"起阴气"，"起"就是升的意思。同样的功效，对于邪气直中于中焦、下焦而导致的下利，就可以用葛根来治疗，因此，古人称其"主下利十岁以上"。夏季经常出现的，表现为腹泻的"胃肠型感冒"多有应用葛根的机会。

与同样擅长升散人体深部邪气的还有麻黄、细辛、附子等，但它们的特性有所不同，麻黄与细辛颇有相似，就是一味散邪的药，并且耗气，附子温阳而升散，葛根属于养津液而升散。葛根可以精准地将人体中焦、下焦的邪气升散出来，并且还可以将耗伤的津液补起来，所以擅长治疗邪气兼有津液虚的下利，附子擅长治疗的下利是阳气虚的下利。

《名医别录》也明确提示，葛根具有"解肌发表出汗，开腠理"的治疗作用。

附录：相关经方

葛根汤

葛根汤由桂枝汤加麻黄、葛根配伍组成。全方属于辛温升法，用于治疗"阴盛"的实寒证。

由于葛根汤证较桂枝证的外感邪气更盛，所以在桂枝汤的基础上，加上升散邪气力量很强的葛根、麻黄。

与桂枝汤证相比，葛根汤证的津液耗伤较重。正邪交争于表，兼以津液虚，就容易出现项背拘急的症状，这时加入葛根既能补津液，又能升散外邪，所以葛根很擅长治疗这种病机下的项背拘急症状。同样表现为项背拘急的桂枝加葛根汤证，比葛根汤证感受的外邪程度要轻些，所以不用再加入麻黄。

葛根能够升散人体中焦、下焦的邪气，所以外邪直中下焦，且中下焦兼有津液虚的下利，可以选用葛根汤之力，当然，这仅限于当用升散的方法治疗的情况。由于葛根汤具有这个功效，所以还能够治疗外感邪气直中下焦而引起的痛经等症。

葛根汤的脉证以左手寸部太过兼有左手尺部不及为典型特征。左手寸部太过为当用升法治疗散邪的病机表现，左手尺部不及是下焦津液虚的病机表现。

葛根汤方中的葛根，偏于要突出生津功效，以用粉葛根更为适合。

葛根黄芩黄连汤

葛根黄芩黄连汤方由葛根、黄芩、黄连、甘草四味药配伍组成。其中葛根的用量最重，达到半斤，此方也充分体现了葛根这味药的功效。

仲景为了准确表述此方证，是通过一个病例的方式讲述。患者本来是正邪交争于表的桂枝汤证，治当辛温升散而解表，结果却被误用了下法，正邪交争于表而治用下法后，在表之邪仍未尽解，同时，邪气被攻下的药物"引导"入里，另外，入里之邪化热而耗伤了津液。此时就存在三个病机，在表之邪，应当升散；其二，在里之邪既然是由表而来，就有升散治疗的需要，同时，在里之邪已经化热，就还需要苦寒降下治疗；其三，耗伤的津液还应当补益。此时，就重用葛根，升散在表及入里的邪气，配用甘草补益津液，加用黄芩、黄连苦寒降下邪热。因此，葛根黄芩黄连汤可以治疗如此病机下的腹泻。

临床上出现葛根黄芩黄连汤病机的机会很多，可以把握其脉证作为应用的客观指征。此方的脉证表现为左手寸部及右手关部太过脉为特征。

此方中的葛根，以突出升散功效，故以应用柴葛根更为适合。

薤 白

（药用部位：根；质地：紧密）

《神农本草经》：味辛，温。主金创，创败，轻身，不饥，耐老。生平泽。

《伤寒杂病论》：应用薤白的代表方如枳实薤白桂枝汤、栝楼薤白白酒汤。

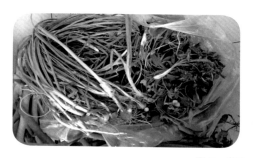
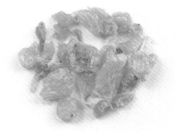

图 5　薤白

升降（阴阳盛衰）：升（阴盛）

"薤白，味辛，温"，味辛性温均为升法，薤白属于"升类"，用于治疗"阴盛"的实寒证。

薤白在口感和性味上与日常食用的葱、蒜很相似，实际上薤白和葱属于一类，所以被称为野葱，薤白即相当于"葱白"，但根部的形态更像蒜。

薤白与葱、蒜一样，口感都是辛辣的，都是温性，所以都属于治疗的升法。

性味辛温，鲜品的质地紧密，形态像一个快要"炸开的炮弹"，所以具有向上、向外升散邪气的功能。

薤白的药用部位虽然是根部，但是饮片的质地并不重，更擅长升散上焦、中焦的邪气。

病机（病性病位）：上焦

众所周知，大蒜有"杀菌"的功效，而古人用薤白治疗"金创，创败"却一定不是以"杀菌"作为依据，而是从中医治病的角度，应用薤白辛温的性味通行气血，从而促进创伤的愈合。

大蒜作为食物，可以帮助人体消化，古人应用薤白辛温的性味，同样可以帮助人体运化食物，所以古人称其有"轻身，不饥，耐老"的应用效果。

《名医别录》中记录了薤白具有"温中、散结"的功效，同样是应用薤白辛温的性味。

附录：相关经方

枳实薤白桂枝汤

枳实薤白桂枝汤是经方中最重用薤白的一张方，薤白的用量达到半斤，全方由薤白、枳实、厚朴、桂枝、栝楼组成。此方证的病机属于"阴盛"的实寒证。

方中薤白、桂枝属于辛温升法，厚朴苦温，降中有升，枳实、栝楼属于苦寒降法，全方升中有降，总属于升法。

枳实薤白桂枝汤的病机为邪气留滞于以"心中""胸"为代表的上焦或以"胁下"为代表的中焦，正气交争，正气欲向上升散邪气，所以出现"胁下逆抢心"，而由于正气之力不足以将邪气向上、向外祛除，所以用总体辛温升散的枳实薤白桂枝汤助正祛邪。

枳实薤白桂枝汤的脉证以左手寸、关部出现太过脉为特点。

同样的症状表现也可以出现在人参汤证中，而人参汤的病机为中焦阳虚，脉证亦有不同。

栝楼薤白白酒汤

栝楼薤白白酒汤由栝楼、薤白和白酒组成。全方属于升法，病机属

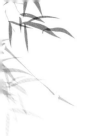
于"阴盛"的实寒证。

方中栝楼苦寒，却擅长将药物作用的力量"固定"到中焦，从而使得性味辛温的白酒和薤白在中焦发挥升散的功效。

此方证的病机是上焦阳虚兼中焦有邪气，上焦阳虚所以"寸口脉沉而迟"，中焦有邪气所以出现"关上小紧数"。由于上焦阳虚，所以会出现"胸痹""胸背痛"的症状，正气欲将中焦的邪气升散出来，而限于自身正气抗邪能力不足，虽然出现了"喘息咳唾，短气"的症状，而不能祛邪外出。因此，用栝蒌实将药物的力量固定在中焦，然后用辛温的白酒、薤白从中焦向上、向外升散邪气，这样一方面可以将中焦的邪气散出，一方面辛温的药物向上通过上焦，也治疗了上焦的阳虚，故邪去正复而愈。

栝楼薤白白酒汤的脉证以左手寸部不及兼左手关部太过脉为特征。

杏 仁

（药用部位：种子；质地：重）

《神农本草经》：味甘，温。主咳逆上气，雷鸣，喉痹下气，产乳，金创，寒心，贲豚。生川谷。

《伤寒杂病论》：应用杏仁的常用经方如桂枝加厚朴杏子汤、厚朴麻黄汤。

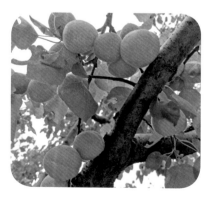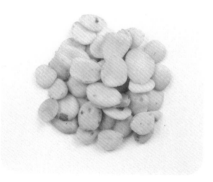

图6　杏仁

升降（阴阳盛衰）：升（阴盛）

"杏仁，味甘，温"，杏仁属于"升类"，用于治疗属于"阴盛"的实寒证。

杏仁甘温，为何却属于"升类"呢？

《金匮要略》中曰："水去呕止，其人形肿者，加杏仁主之。其证应内麻黄，以其人遂痹，故不内之；若逆而内之者，必厥。所以然者，以其人血虚，麻黄发其阳故也。"可见针对病证，应当加用升散作用的药物来治疗，单从这个角度，是可以应用麻黄的。但是病人还有血虚的病机，麻黄的升散力量就显得过于峻烈，仲景就选用了杏仁。

因此，从古人对杏仁的应用来看，杏仁升散的力量要小于麻黄，所以经方中当应用升散功效而用麻黄力量较强时，就被换用杏仁。且杏仁富含油脂，有一定程度滋养阴液的作用，使其在升散邪气的同时，还有一定滋养阴液的作用。

那么，甘温的杏仁为什么具有升散邪气的作用呢？

笔者认为，杏仁外包的果壳非常坚硬，作为种子的杏仁成长为一棵杏树，需要向上、向外"冲破"坚硬果壳的包裹，由此可见，杏仁蕴含很多升发的能量。

除此之外，杏仁为质重的种子，一方面擅长将较深处的邪气宣发出来，另一方面，杏仁属于升中有降，升散的力量要大于敛降的力量，总体仍旧属于"升类"。

我们日常接触的杏仁，有苦杏仁和甜杏仁之分，多以苦杏仁入药。后世医家根据苦杏仁略有苦味，并且确实也有敛降的作用，所以总结杏仁的性味为"苦温"。实际上，杏仁的苦味很淡，古人用甘味表达杏仁富含油脂，具有滋补阴液的作用，用温性表达杏仁蕴含丰富的向上升散动气的能量，兼以药用部位是种子，具有向下敛降的力量，综合为杏仁升中有降，兼擅长滋养阴液。

经方中应用杏仁大多要求"去皮尖"，目的就是去除杏仁薄薄外皮的包裹，使得升发的能量通过煎煮充分发挥出来。实际操作杏仁的"去

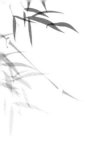

皮尖"，就是将杏仁破开即可。

病机（病性病位）：上焦、中焦

《神农本草经》真实地记录了杏仁通过升散邪气而擅长治疗的各种病症。

外邪侵袭，正邪交争，正气欲奋力向上、向外升散邪气，出现"咳逆上气，雷鸣，喉痹""贲豚"等症，用杏仁可以助正升散邪气，且杏仁升中有降，非常适用于因邪气留滞导致的人体气机出现升降异常的症状。其中，雷鸣即喘鸣，贲豚即奔豚，均以气上冲为特征。

"寒心"指胃脘疼痛，由外邪侵袭导致者，可以用质重的杏仁，由内向外升散邪气治疗。

以上治症的病机均为"阴盛"的实寒证。

"金创"即创伤，古人对创伤的治疗，往往加入宣散温通之品，杏仁能升散而行气，且能滋补阴液，可以配伍选用，后世也记录了杏仁"去头面诸风气皶疱"这样的治症。

杏仁可以"下乳"，同样是利用杏仁的辛散温通的升发之性，临床以当用升散之品驱散邪气者为适用。

杏仁可以"下气"，指通过升散邪气的功效，上逆之气得平，从治症看有下气的作用。

从《神农本草经》记载的杏仁治症看，杏仁作用于人体的部位多涉及上焦（表）、中焦。

附录：相关经方

桂枝加厚朴杏子汤

桂枝加厚朴杏子汤由桂枝汤加厚朴、杏仁组成。全方属于升法，属于"阴盛"的实寒证。

仲景书中用一个生动的案例来表达此方证的病机。

本来是正邪交争于表的桂枝汤证，被误用下法后，桂枝汤证仍在，而一部分邪气被下法引入更深的部位，而从症状表现看，正气仍旧是欲通过向上升散的方式祛除邪气，表现为"微喘"。此时除继续用桂枝汤以外，仍需加入作用部位可以达到中、下焦的厚朴和杏仁来协助正气向外升散。厚朴和杏仁都属于升中有降，杏仁以升散之力为主，厚朴以降下之力为主，两药合用，为从人体深部达到一种升发之力，正是由于两药均具有升降两个方面的力量，所以适用于"喘"的症状。全方合力宣散邪气，邪去症已。

桂枝加厚朴杏子汤的脉证以左手寸部、关部出现太过脉为特征。

厚朴麻黄汤

厚朴麻黄汤为经方中杏仁用量最大的一张处方，全方由多药配伍组成。此方总体属于升法治疗"阴盛"的实寒证，方中的杏仁也是发挥升散邪气的功效。

厚朴麻黄汤的脉证以左手出现太过脉为特征。

第二节　治疗"气滞、血瘀、水湿痰饮"药物（柴胡、半夏、生姜、桔梗、橘皮、吴茱萸、川芎、防己、当归、白术）

柴　胡

（部位：根；质地：柔韧）

《神农本草经》：味苦，平。

主心腹，去肠胃中结气，饮食积聚，寒热邪气，推陈致新。久服轻身，明目，益精。一名地熏。

《伤寒杂病论》：应用柴胡的常用经方如小柴胡汤、四逆散。

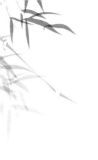

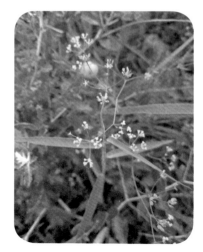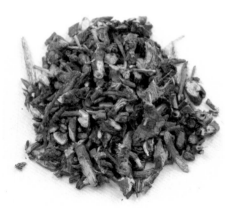

图 7　柴胡

升降（阴阳盛衰）：升（阴盛）

"柴胡，味苦，平"，柴胡属于"升类"，用于治疗"阴盛"的气滞证。

味苦一般属于降法，为何苦平的柴胡却是"升类"呢？

我们观察柴胡植株的特点，会注意到茎叶相对较大而根较小，柴胡的药用部位是植株的根部。相对较大的叶子用于吸纳大量太阳的能量，存储到小小的根部，所以根部动气的能量多。由于根部较小，所以吸收的大地能量也少。因此，柴胡的取材部位虽然是根部，但是蕴含的动气的能量却很足，并且，这种动气的能量来自叶子吸收的天气，所以这种能量动气的方向是向上、向外升发的能量。也就是说，柴胡气厚而味薄，主要是由厚的气来发挥升散的功效。

我们再观察柴胡取材的根部，质地柔韧疏松，可见存储的动气能量很强，因此古人药用柴胡就取其向上、向外透达的能量来治病。

柴胡的特殊之处在于，药用部位是根部，并且是苦味，根部和苦味均具有向下敛降的能量，但是柴胡的苦味比较薄而气却厚，取材根部有利于将药物的力量作用于人体的"里面"，即中焦。从古人记录的柴胡疗效看，柴胡的作用部位更多地偏于上焦、中焦。

综合起来看，柴胡具有足量的向上、向外透发的能量，而根部和苦味将这种能量的作用部位带到人体的中焦。换一种说法，就是柴胡具有将人体中焦的邪气向上、向外透发出来的功效。

因此，柴胡虽为苦味，且取材部位是根部，由于植株的特点，决定了其为升散的药物。古人记录的柴胡"劫肝阴"的副作用以及"升阳"的效用，均提示柴胡属于升法。

通过认识柴胡，我们也能够发现一个问题，就是认识一味中药的功效，要综合气、味、质、部、特五个方面来认识。这五个方面都是客观的，仅通过一个角度来认识，就会片面而不准确。

后世医家也认识到柴胡具有升散的功效，但是《神农本草经》客观地记录了柴胡味苦，因此，根据柴胡的功效，主观地将柴胡的味更改为味苦、辛。这既不符合实际，也会让学习者无所适从。实际上，一味中药只有一种客观的性味，而由于仅仅通过性味还难以准确表述所有中药的功效，因此要结合药物其他客观的方面来全面认识。

从品种上，柴胡虽有北柴胡与南柴胡之分，但两者均为柴胡，在功效上是相似的。柴胡在如今的种植地上，南北柴胡高度重合，几乎没有什么分别，所以在实际应用上，南柴胡、北柴胡都可以达到预期疗效。

另有以全草入药的竹叶柴胡，与古之柴胡在功效上有所不同，在此提示。

病机（病性病位）：中焦

柴胡的作用部位是中焦，所以"主腹"的疾病有应用柴胡治疗的机会。由于柴胡的作用是由中焦向上透发邪气，所以能够将中焦之上的"心"的邪气也透发出来。这里需要明确，一定是"心腹"中有需要透发的邪气才能够用柴胡，并非"心腹"中所有疾病都是用柴胡治疗。《伤寒杂病论》中提示，服用小柴胡汤后能够达到"上焦得通"的效果，也提示我们柴胡能够从中焦向上通达上焦，所以古人说柴胡能够"主心腹"。

柴胡能够透发中焦、下焦的邪气升散透发出来，所以能够透发"肠

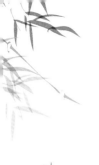

胃中结气"，以及位于中焦的"寒热邪气"。

柴胡能够使得中焦的气向上、向外动起来，所以能够治疗"饮食积聚"，能够"推陈致新"。

《神农本草经》中记录有"推陈致新"功效的药物中，除了柴胡以外，仍有大黄和硝石，提示这三味药动气的力量都比较强，但推陈致新的方向是不同的，柴胡是向上向外，而大黄和硝石的作用方向是向下向内，柴胡属于升法，后者属于降法。

附录：相关经方

小柴胡汤

小柴胡汤是经方中重用柴胡的代表方，也充分体现柴胡这味药的功效。全方属于升法，用于治疗"阴盛"的气滞证。

小柴胡汤证的病机是"正邪相搏，结于胁下"。胁下是上下的中间、前后的中间，也被认为是"半在里，半在外"，我们统归于中焦来认识即可。

由于"正邪相搏，结于胁下"，所以患者会出现胸胁苦满，正气欲向上、向外驱邪，所以出现"口苦，咽干，目眩"这样的上部症状，以及"心烦喜呕"等上逆症状；正邪交争于中焦，所以会出现"默默不欲饮食"；正邪交争，时有进退，所以会出现"往来寒热"。因此，小柴胡汤的治症虽多，但都是由于"正邪相搏，结于胁下"，且正气欲向上、向外驱邪，但仅靠人体正气的力量还难以自行驱邪外出的状态导致的。

小柴胡汤中一方面用大枣、甘草、人参扶助人体的正气，另一方面重用柴胡，帮助人体将位于中焦的邪气向上、向外升散透发，就会达到"上焦得通，津液得下，胃气因和，身濈然汗出而解"的效果，邪去正安，诸症自和。

由此也可见，柴胡本身虽然不是发汗药物，在此方中的作用部位也不是上焦，但治疗的方向为向上、向外的升法，所以才能够达到通上焦和汗出的效果。

从病机的角度看，小柴胡汤证主要是正邪交争于胁下，导致了气机不通而出现的诸多症状，因此，小柴胡汤的病机可以总结为气滞证，其中起主要作用的柴胡也属于擅长治疗气滞证的药物。

从阴阳盛衰病机的角度，小柴胡汤证与麻黄汤证相似，都是实证，并且这种实证都应当用驱邪的升法治疗，因此，均为阴盛。两者的区别在于，麻黄汤证的阴盛病机位置较浅，而小柴胡汤证的阴盛病机位置较深，但人体正气均采用升法来抗邪，所以选用不同作用部位的升法方药来治疗。

小柴胡汤的脉证以左手关部中位出现太过脉为特点。

四逆散

四逆散由柴胡、枳实、芍药、甘草四味药组成。全方属于升法，病机属于"阴盛"的气滞证。

方中柴胡具有向上、向外升发透邪的功效，而苦寒的枳实和苦平的芍药均有向下、向内降邪的功效，且三者的作用部位均为人体的中焦、下焦，三药合用，就具有将人体中焦的邪气分别向上、向外、向下、向内驱散的功效。甘草味甘，用于起到补益兼调节诸药力量的作用。

因此，四逆散就擅长治疗正邪交争于中焦，且人体正气欲通过向四周散邪的方式来达到驱邪外出的状态。

四逆散证正是这样的一种病机状态。由于邪气留滞于中焦，人体调动更多的外部气血到中焦与邪气抗争，所以外部气血就相对变少，四肢的气血较平时减少，所以出现"四逆"的症状。正气向上、向外驱邪，而难以驱邪外出，所以出现"咳""悸"这样的上部症状；正气向下、向内驱邪，而难以驱邪外出，所以出现"泄利下重""小便不利"；正邪交争的部位就在中焦，所以出现"腹中痛"的症状。这时，就可以用四逆散，来帮助人体正气向四周散邪，邪气得去，正气得安，诸症自平。

从症状的角度，四逆散证表现为气机被"郁"，四逆散更偏重于散邪，因此，四逆散全方总体仍属于升法，四逆散的脉证也以左手关部中位出现太过脉为特点。

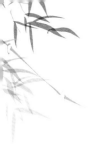
半 夏

（药用部位：根；质地：重）

《神农本草经》：味辛，平。

主伤寒寒热，心下坚，下气，喉咽肿痛，头眩，胸胀，咳逆，肠鸣，止汗。生川谷。

《伤寒杂病论》：应用半夏的代表经方如半夏散及汤、小半夏汤。

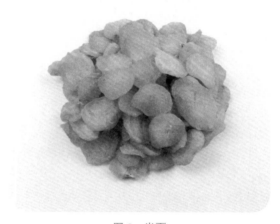

图8 半夏

升降（阴阳盛衰）：升（阴盛）

"半夏，味辛，平"，辛味可升气，半夏属于"升类（阴盛）"，多用于治疗属于"阴盛"的水饮证。

半夏植株地上部分的叶片很大，而根系很小，半夏存储了大量来自太阳动气的能量。口尝半夏非常辛辣刺激，提示半夏辛味很厚，向上、向外升散的力量很强。

半夏的辛味很厚，主要用于"阴盛"，而不用于"阳虚"，半夏的药用部位是根部，质地较重，可以把药物的力量带到中、下焦，因此可以升散上焦、中焦和下焦的邪气。

历代医家及教材均提示，半夏具有降逆的"功效"，大都将半夏认识为"降法"，根据中医经典的提示和客观的依据，我们总结半夏为"升类"，出现这种反差的原因何在呢？

这是因为，降逆是半夏的治疗效果，达到这样的治疗效果是由其辛味升散的作用实现的，所以，降逆只是半夏的治症，而并非半夏真正的功效，半夏降逆只是把现象当作了本质的认识。

经方中所用的半夏均为生半夏，但生半夏之辛辣非常峻烈，所以，当今所用的法半夏、姜半夏、清半夏均为用少量白矾加工，白矾具有强烈的收敛功效，一方面缓解了生半夏的峻烈之味，使得用药更加温和、安全，但一方面也减损了生半夏的升散之力。

半夏擅长升散属于"阴盛"的水饮。

病机（病性病位）：水饮；中下焦

邪气留滞于咽喉，正气奋起与之抗争，欲通过向上、向外升散的方式祛除邪气，而正气抗邪能力不足，出现"喉咽肿痛"的症状，而难以自愈。此时用辛味的半夏，协助正气升散咽喉部位的"阴盛（实寒证）"，邪去症已。

同样道理，邪气留滞，正气欲升散邪气，则停于中焦的"阴盛（水饮证）"会出现"心下坚"，正气升散之，会出现"头眩，胸胀，咳逆"的症状；停于下焦的"阴盛（水饮证）"，正气与之相争，会出现"肠鸣"，以半夏助正升散之，则邪去症已。

半夏通过升散来发挥功效，体现出对症状的治疗就是"下气"。

半夏擅长治疗属于"阴盛"的水饮证，以水饮证为病机的多汗，应用半夏可以体现"止汗"的治疗效果。

对"伤寒寒热"的治疗，半夏一般是通过配伍应用，同样是应用其升散的功效。

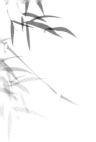

附录：相关经方

半夏散及汤

半夏散及汤由半夏、桂枝、甘草配伍组成。

方中半夏辛平，桂枝辛温，甘草甘缓，全方属于辛温升法。

"阴盛"（实寒证）之邪停于咽喉，正气与之相争而升散之，所以出现"咽中痛"的症状。正气升邪能力不足，应用擅长作用于咽部且升散邪气的半夏散及汤，邪气得散，咽痛症已。

临床中，属于半夏散及汤证的咽痛非常多见，本来属于"阴盛"（实寒证），应治用辛温升法，而临床中却被反复按照"阳盛"（实热证）来治疗，应用抗生素或苦寒之品就是此类治法，这都是根据经验治疗而非辨证施治的结果。

临床可以依据脉证对咽痛的升降治疗进行鉴别，半夏散及汤的脉证以左手寸部太过脉为特征，而"阳盛"（实热证）的咽痛，以右手脉太过为特征。

小半夏汤

小半夏汤由半夏与生姜两味药组成。全方属于辛温升法，用于治疗病机属于"阴盛"的水饮证。

小半夏汤的病机是"心下有支饮"。支饮作为一种邪气停于心下，正气必与之相争，正气祛邪的方向是向上攻冲升散，限于正气抗邪能力不足，所以出现了上逆"呕"的症状，但仍旧难以将邪气祛除。药用辛平的半夏兼辛温的生姜，既擅长升散水饮，也擅长作用于中焦心下这个部位，两者合力升散，则支饮得除，呕吐自止。

通过此方，我们也能够发现，半夏的"止呕""降逆"仅仅是治疗作用，而非背后发挥作用真正的功效。以现象当本质，以经验当法则，是后世对于方药功效的主观演绎和发挥，这也是给我们认识方药增加了许多困难的主要因素。

生 姜

（药用部位：根；质地：重）

《神农本草经》干姜：味辛，温。主胸满，咳逆上气，温中止血，出汗，逐风湿痹，肠澼下利。生者尤良。久服去臭气，通神明。生川谷。

《伤寒杂病论》：应用生姜的代表方如生姜半夏汤、半夏厚朴汤。

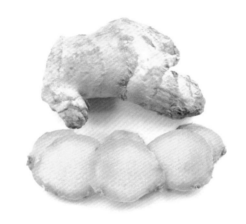

图 9　生姜

升降（阴阳盛衰）：升（阴盛）

《神农本草经》将干姜和生姜一并记录，是因为两者同为一品，干姜为生姜晒干而成，生姜是干姜的鲜品，两者性味相同，功效与治症稍有差异。由于生姜和干姜均为经方常用药，因此本书分开讲解。

"干姜，味辛，温"，生姜与干姜性味相同，辛味可升气，温性富含动气的能量，生姜属于"升类（阴盛）"，用于治疗属于"阴盛"的水饮证、实寒证、湿证。

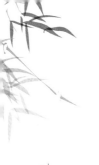

生姜是日常食用品，口尝非常辛辣，过多食用就会导致气血上涌的面红耳赤，其升散功效很容易被切身感受。

生姜的药用部位是根部，且质地重，除了可以升散在表（上焦）的邪气，还可以将中焦、下焦的邪气宣发出来。

我们观察自然界生姜的植株，其地上部分叶子较大，用于吸收太阳能量，而根部除块根外，几乎没有多少根系吸收大地能量，其块根实际上是将植株吸收的大量动气的能量通过辛味和温性存储了起来。生姜的块根很饱满，有向周围"伸展"的性状，就像即将"爆裂"一样，这提示其储存的能量很多。

生姜可以升散邪气，从而治疗"阴盛"的实寒证。当今很多地区，还有日常用生姜红糖水治疗外感的习俗。

生姜还有一个特性，擅长升散水气，所以被古人称之为"御湿之菜"，故生姜常被古人用于治疗属于"阴盛"的水饮证、湿证。

病机（病性病位）：

《神农本草经》中记录的干姜治症生姜均可治疗，只是各有所长。

水饮内停于中焦，正气向上、向外升散邪气而出现"胸满"，病机属于中焦"阴盛"的水饮证，此时就可以用生姜助正散邪，从而治疗胸满。经方中的吴茱萸汤就是重用生姜治疗此症。

生姜辛温升散，可以发汗解表，所以古人记录生姜可以"出汗"。病机属于外邪侵袭的"阴盛"。

生姜擅长温散水饮，所以水饮停于中焦、下焦导致的"肠澼下利"，用生姜可以助正散饮而止利。

具有湿证、水饮证并应当治用升散者，病机属于"阴盛"，此类患者表现为多有"臭汗"，生姜可以助正升散湿或祛除水饮邪气，所以古人记录生姜可以"去臭气"。生姜的这个治症，当今仍有多地百姓作为经验传承，适用者口含生姜片，就能达到去臭气的效果。

辛温的生姜，具有较强的升散水湿邪气的功效，因此对此类病机下导致的精神、情志类疾病有良好的治疗效果，古人认为其可以"通神明"。

《神农本草经》记录的其他治症，符合病机者，应用生姜亦可取效，但更适合用干姜治疗。

附录：相关经方

生姜半夏汤

生姜半夏汤由生姜与半夏两味药组成。其中生姜辛温、半夏辛平，均为擅长治疗中焦水饮证的药物，两药合用属于辛温升法，可以治疗"阴盛"的水饮证。

水饮停于中焦，正气欲向上、向外驱散之，所以出现了"似喘不喘，似呕不呕，似哕不哕"的症状，此时用辛温升散的生姜与半夏配伍，助正祛邪，则邪去症已。

此方属于辛温升法，表现为左手脉太过。

半夏厚朴汤

半夏厚朴汤为重用生姜的一张经方，方中生姜用量为五两，全方由生姜、半夏、厚朴、紫苏叶、茯苓组成。

此方中厚朴苦温，属于降中有升，其他药物均为升法，全方属于辛温升法，用于治疗阴盛证，包含了实寒证与水饮证。

表有外邪，兼以中焦有水饮，正气均欲升散祛除之，就容易出现"咽中如有炙脔"的症状，还容易出现咳喘等常见症状，治用紫苏叶、生姜升散外邪，半夏、生姜、厚朴、茯苓配伍，辛温升散中焦水饮，则邪去正安症已。

半夏厚朴汤的脉证以左手寸部、关部出现太过脉为特征。

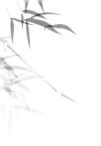
桔 梗

（药用部位：根；质地：疏松）

《神农本草经》：味辛，微温。主胸胁痛如刀刺，腹满，肠鸣幽幽，惊恐悸气。生山谷。

《伤寒杂病论》：应用桔梗的代表方如桔梗汤、排脓汤。

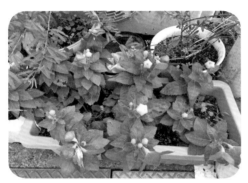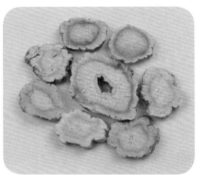

图 10　桔梗

升降（阴阳盛衰）：升（阴盛）

"桔梗，味辛，微温"，辛温可升气，桔梗属于"升类"，用于"阴盛"的水饮证、湿证治疗。

桔梗辛而微温，质地疏松，动气的能量比较多，单用桔梗可以升散邪气。

桔梗的药用部位是根部，桔梗的根部细而长，特性是根部深深地向下"扎根"，所以擅长将人体深部的邪气升散出来，作用于人体的部位具体包含上焦、中焦和下焦。

桔梗有一个特性，就是擅长将痰凝的脓"吸"出来，这与其疏松的质地有关，这个特性同样是其升散功能的一个具体表现。

后世总结的"上浮"及"归肺经"等，均是对桔梗升散功能的具体总结。

病机（病性病位）：

正邪剧烈交争于胸部的上焦，具体出现了痰凝成脓，这时的症状就表现为"胸胁痛如刀刺"，桔梗擅长协助正气将邪气向上升散，并将"脓""吸"出来，且向上排出去。这提示我们，桔梗可以治疗痰湿证的"阴盛"。胸胁刺痛的症状并非全部由血瘀证所致，擅长治疗胸部瘀血的血府逐瘀汤，方中亦用桔梗，目的也是升散行气，而非活血化瘀。

邪气留滞于腹部、肠道的下焦，正邪交争，表现为"腹满，肠鸣幽幽"，桔梗能够将邪气升散出去，从而邪去症已。

水湿痰饮容易导致精神情志类症状，桔梗擅长升散水湿痰饮，所以可治疗如此病机下的"惊恐悸气"症状。

附录：相关经方

桔梗汤

桔梗汤由桔梗和甘草配伍组成。方中桔梗味辛性微温，甘草甘平，全方属于辛温升法。

正邪交争于咽部，表现为"咽痛"，桔梗汤可以将邪气升散出去，从而治疗咽痛。临床中咽部出现化脓性疾病，有应用本方的机会。

正邪交争于胸部的肺痈，正气向上、向外抗邪，表现出气机上逆的"咳"、"时出浊唾腥臭"，用桔梗汤就可以助正升散排出邪气。可以升散邪气的药物很多，这里用桔梗，就是应用其擅长排脓的特性。

桔梗汤的病机为"阴盛"，脉证以左手寸部太过脉为特征。

排脓汤

排脓汤方由桔梗、甘草、生姜、大枣组成。

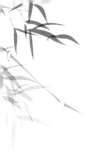

方名提示此方有排脓的功效，与方中桔梗既能升散邪气又具有排脓的特性有关。

橘 皮

（药用部位：皮类；质地：轻）

《神农本草经》橘柚：味辛，温。主胸中瘕热逆气，利水谷。久服去臭，下气，通神。一名橘皮。生川谷。

《伤寒杂病论》：应用橘皮的代表方如橘皮汤、橘枳姜汤。

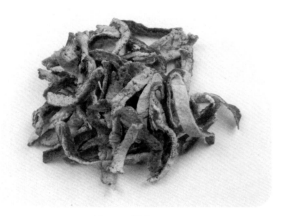

图 11 橘皮

升降（阴阳盛衰）：升（阴盛）

"橘柚，味辛，温"，《神农本草经》中的橘柚即橘皮、陈皮，辛温属于"升类"，可以治疗"阴盛"的气滞证、水饮证、湿证。

橘皮性味辛温，富含动气的能量，可以通过升散邪气来治疗"阴盛"。

关于橘皮的性味，后世也存在争议，由于其能治疗湿证的病机，并且能够治疗脘腹胀满的症状，所以其性味为"苦、辛，温"，是以其苦能燥湿的性能来治疗此类病症的。实际上，这种认识是错误的，原因就在于并未领会古人表达辛味的内涵。

但是，我们口尝橘皮，其味也并不辛辣，古人为何称其味辛呢？

我们日常都有这样的体会，手剥橘子后手指会被染黄，并且留下味道难以洗去，新鲜的橘皮放置家中也会较长时间满屋留香，这都是橘皮的"芳香之气"导致的。古人就是用辛味来表达橘皮的"芳香之气"，而这种"芳香之气"就能够升散邪气。

病机（病性病位）：

正邪交争于胸中，正气欲向上、向外升散邪气而不能，表现出"胸中瘀热逆气"等气机上逆的症状，此时用橘皮可以助正升散邪气，邪去症已。经方中的橘枳姜汤治症即是此属。

辅助正气升散邪气，就可以治疗气机上逆，所以古人总结橘皮有"下气"的治疗效果。

橘皮也是百姓日常食用的调料。古人云"阳化气，阴成形"，食物作为一种"成形"的阴性之物，食用后需要人体消耗阳气来运化，从而将食物转化成人体可以利用的能量。人们在炖煮食物时，加入辛温的橘皮，可以帮助人体的正气来运化食物，所以古人把橘皮可以"利水谷"当作一种经验来传承。实际上，我们日常食用的调料品，比如生姜、花椒、辣椒、桂皮、草果、茴香、胡椒等，无不是辛温之品，均具有"利水谷"之效，其道理与应用橘皮完全相同，均为应用其辛温的性味，来帮助人体正气升散食物的这种"阴盛"。

辛温的橘皮可以升散水饮湿邪，可以治疗此种病机导致的体臭以及精神、情志疾病，所以古人称其可以"去臭，通神"。

橘皮的药用部位属于皮类，从作用的病位角度，橘皮擅长作用于上焦和中焦。

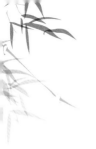

附录：相关经方

橘皮汤

橘皮汤方由橘皮和生姜两味药组成。方中两味药均为性味辛温，治疗属于升法，用于治疗"阴盛"的水饮证。

水饮邪气停于中焦，人体正气欲向上、向外升散之，患者邪气在正气的驱动下上逆，症状表现为"干呕""哕"，但限于正气自身抗邪能力的不足而难以自愈。药用同样擅长升散水饮的橘皮和被称为"御湿之菜"的生姜，两者作用部位均为中焦，助正祛邪，则邪气症已。其中的"哕"即今称的呃逆。

此方擅长治疗上述病机下的呃逆症状，其脉证以左手关部太过脉为特征。

橘枳姜汤

橘枳姜汤方由橘皮、枳实、生姜三味药组成。方中重用辛温的橘皮一斤，辛温的生姜半斤，配以少量苦寒的枳实三两，全方属于辛温升法，用于治疗"阴盛"的气滞证。

胸中气滞，正气欲向上升散，从而疏导气滞，正邪交争，出现"胸痹""胸中气塞""短气"的症状，而正气散邪能力不足而难以自愈。药用大量辛温的橘皮、生姜，配以少量苦寒的枳实，总体向上、向外升发宣散而行气，气滞得通，诸症自愈。

橘枳姜汤的脉证以左手寸部出现太过脉为特征。

临床出现以上同样症状，而是由于水饮证导致者，可以选用茯苓杏仁甘草汤治疗。茯苓杏仁甘草汤证的病机，为上焦水饮证。上焦水饮阻滞气机，并且当用辛温升法治疗者，可以选用茯苓杏仁甘草汤。临床当中，如果难以区别上焦的气机不通是由于气滞还是水饮所导致的，两方也可以合用。

在橘枳姜汤证的病机下，古人提示我们，"胸中愊愊如满，噎塞习习如痒，喉中涩燥，唾沫"也是该方的治症。临床中，表现为咽部不利、咽痒、咽干、多涎的患者不在少数，把握橘枳姜汤的病机与脉证，可以准确应用而取效。

吴茱萸

（药用部位：种子；质地：轻）

《神农本草经》：味辛，温。主温中，下气，止痛，咳逆，寒热，除湿、血痹，逐风邪，开凑理。根，杀三虫。一名薮，生山谷。

《伤寒杂病论》：应用吴茱萸的代表方如吴茱萸汤、温经汤。

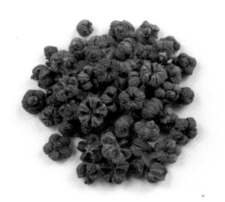

图 12　吴茱萸

升降（阴阳盛衰）：升（阴盛）

"吴茱萸，味辛，温"，辛温属于"升类"，多用于治疗"阴盛"的水饮证、气滞证、湿证、水饮证、实寒证。

吴茱萸性味辛温，其性状就像富含宣发动气能量的"小爆珠"，可以通过升散邪气来治疗"阴盛"。

口尝吴茱萸有一种非常强烈的辛辣味道，并且能够感受到其辛窜的力量可以直达头顶。正是这个原因，临床在大量应用吴茱萸时，古人提

示应当先用开水冲洗。

吴茱萸的药用部位是种子，使得其作用的力量可以下达，而质地较轻且辛温躁烈，造就了吴茱萸的作用部位可以上通下达而升散邪气的特性。

在辛辣的食物中，今人对吴茱萸并不熟悉，实际上，吴茱萸是古人最为常用的调味品之一。辣椒是从十五世纪末由美洲间接传入中国，代替了之前被国人常用的吴茱萸，从而辣椒才成为今天我们最常用的调味品。这提示，从性味和功效上，吴茱萸和辣椒相仿，因此，可以通过我们日常食用的辣椒来认识吴茱萸这味药。

因为吴茱萸的辛味很厚，动气能量很足，属于气味俱厚的一味中药，通过其强烈升散宣发的功效，可以治疗属于"阴盛"的水饮证、气滞证、湿证、实寒证。

吴茱萸的作用病位可以涉及上焦、中焦和下焦。

吴茱萸性温，所以除攻邪以外，合理配伍后也有一定的温补之效。

病机（病性病位）：

吴茱萸性温，所以古人总结其有"温中"的功效。这里提示，由于吴茱萸虽性温，但味道非常辛辣，辛味可以散邪，但大量应用后也会动气耗气，因此，针对中焦阳虚证，是不宜单独应用大量的吴茱萸来治疗的，当然，如果合理配伍、剂量合适，也有应用吴茱萸温中的机会。对于温中这个功效，对于既有中焦"阴盛"兼有"阳虚"者，更适用于吴茱萸。

吴茱萸的辛温升散功效，作用于表，就可以"逐风邪，开凑理"，也可以治疗"寒热"。作用于上焦，就可以治疗正气欲升散邪气而导致的"咳逆"，邪去正安，从而起到"下气"的治疗效果。

吴茱萸辛温攻窜特性可以治疗水饮证上逆、气滞证的疼痛，所以古人总结为其擅长"止痛"。

辛温可以散湿，辛味可以畅达气血，因此古人常应用吴茱萸来"除湿、血痹"，这也是"止痛"疗效的常见具体病机。

吴茱萸既能温散上焦、肢体的邪气，还能作用于下焦，温通气血，经方温经汤就是应用吴茱萸的这个特性温通下焦的"血痹"。

由上可见，吴茱萸治症虽多，而其功效无非升散邪气、通行气血，而实现这样的功效，就是依靠吴茱萸的辛味和温性。

附录：相关经方

吴茱萸汤

吴茱萸汤方由吴茱萸、生姜、人参、大枣四味药组成。重用的吴茱萸、生姜均为性味辛温，人参、大枣味甘，全方属于辛温升法，用于治疗"阴盛"的水饮证。

吴茱萸汤证的病机是中焦水饮内停，人体正气欲将水饮向上、向外升散，限于正气自身祛邪能力不足，在正气对邪气向上、向外的驱使下，出现了"干呕""欲呕""吐涎沫""头痛""胸满"等一系列上逆的症状，此时方用吴茱萸汤，辅助正气升散水饮，则邪去正安，诸症得平。

此方治症，也是古人记录的吴茱萸具有"下气"治疗效果的具体体现。

吴茱萸汤的脉证以左手寸部、关部均出现太过脉为特征。

温经汤

温经汤由多味药组成，古人命名此方为"温"经汤，即取其重在温养下焦并升散下焦邪气之意。温经汤的病机中有"阴盛"的血瘀证。

此方应用吴茱萸三两，意在针对"瘀血在少腹不去"的病机，温通升散下焦邪气，这就是吴茱萸治疗"血痹"的具体应用。正邪相争，正气向上升散邪气，表现出"唇口干燥"这样的上逆症状，也是此方证的症状表现特点。

方中吴茱萸辛温，结合其他药物的配伍，可以升散邪气，针对"妇

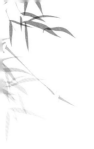

人少腹寒"的病机进行治疗。

温经汤的脉证以左手尺部太过脉为特征。

川 芎

（药用部位：根；质地：轻）

《神农本草经》芎䓖：味辛，温。主中风入脑，头痛，寒痹，筋挛缓急，金创，妇人血闭无子。生川谷。

《伤寒杂病论》：应用川芎的代表方如芎归胶艾汤。

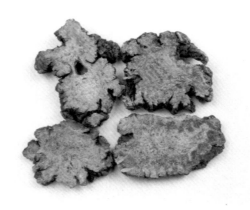

图 13　川芎

升降（阴阳盛衰）：升（阴盛）

"芎䓖，味辛，温"，芎䓖即川芎，辛温属于"升类"，可用于治疗"阴盛"的血瘀证、实寒证。

川芎依靠辛温的性味，可以升散邪气。

川芎的质地疏松，性状有向外"爆裂"之势，提示其富含动气的能量。

川芎的药用部位是根部，兼以辛温的性味，因此药物对人体发挥治疗作用的部位比较广泛，上到头部，下至下焦。

川芎具有既擅长行气又擅长活血的特性，均以其辛温的性味发挥升散的功效。

由于川芎一药动气耗血，古人谓其有"走泄真气"之弊，所以一般不作为重用的君药，而是与其他药物配伍应用。

病机（病性病位）：

性味辛温的川芎，作用力量能够通达到头部，所以能够助正气升散邪气，可以治疗"阴盛"的"中风入脑"的实寒证，兼以川芎擅长通过升散的作用活血的特性，可以治疗"头痛"。后世以川芎命名的经典方川芎茶调散，就是应用此功效的具体体现。

应用川芎升散温通、通行气血的功效，可以对"寒痹""筋挛缓急"这样的症状有治疗作用，对促进"金创"的愈合亦有应用机会。

女性的下焦瘀血证，可以表现为不孕的症状，川芎可以升散通行下焦的气血，所以古人有川芎治疗"妇人血闭无子"的经验总结。

古人记录诸多川芎治症，总属以辛温的性能发挥功效。

附录：相关经方

芎归胶艾汤

经方芎归胶艾汤由川芎、阿胶、甘草、艾叶、当归、芍药、干地黄、清酒组成。方中川芎、艾叶、当归、清酒均为辛温之品，阿胶、甘草、干地黄均为味甘可滋养阴血，方中重用辛温的清酒，配以川芎、艾叶、当归重在辛温升散，针对此方证的主要病机"阴虚"的实寒证、血瘀证。当今多不用清酒，此方实际应用就是滋养阴血并行气活血的一张方。

临床应用此方对于痛经、漏下等症，符合病机者疗效显著。

此方全方的脉证以左手脉不及而最强脉动位于左手尺部的沉位为特征，而不用清酒的芎归胶艾汤以左手尺部不及为特征。

经方中最重用川芎的方是当归芍药散，但是此方用量最重的是苦平敛降的芍药，全方属于敛降之方。

防 己

（药用部位：根；质地：疏松）

《神农本草经》：味辛，平。主风寒温疟热气，诸痫，除邪，利大小便。一名解离。生川谷。

《伤寒杂病论》：应用防己的代表方防己黄芪汤、防己茯苓汤。

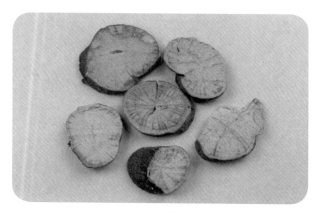

图 14　防己

升降（阴阳盛衰）：升（阴盛）

"防己，味辛，平"，辛味属于"升类"，可用于治疗"阴盛"的实寒证、水饮证。

防己主要以其辛味发挥治疗作用，可以升散邪气，特别擅长升散水饮。

防己的药用部位是根部，且质地疏松，动气的能量比较多，能够从人体较深的部位将邪气升散出来。

常用的防己有汉防己、木防己，古人应用时一般不明确分辨，经方中明确用木防己者有木防己汤。但是，当今发现木防己的肾毒性比较显著，一般不用木防己。实际上，应用汉防己也可以起到同样的疗效，临床不必苛求。药材品种选用上与时俱进，也是历史潮流，古今如此。

病机（病性病位）：

外邪侵袭导致的"风寒温疟热气"，病机属于"阴盛"的实寒证，应用防己可以助正升散邪气，所以古人称其可以"除邪"，邪去正安，诸症得除。

由于"阴盛"实寒证导致的"诸痫"，应用擅长升散水饮的防己，符合病机者可以治疗。

"利大小便"是防己功效的具体体现，其通过升散实寒证、水饮证的邪气，从而达到利大小便的治疗效果。防己的这个治症，并非提示防己是以敛降的方向来治疗大小便不通的。经方中小柴胡汤治用升法，同样可以达到"津液得下"的治疗效果，临床对符合其病机的大便秘结有治疗效果。防己同样是通过辛味升散，从而实现"上焦得通""津液得下"而实现了大小便的通利。

因此，防己"利大小便"只是现象，其升散的功效才是本质。

附录：相关经方

防己黄芪汤

防己黄芪汤由防己、黄芪、白术、甘草、生姜、大枣六味药组成。方中用量最重的是辛温的生姜，兼以辛平的防己、具有升散作用的黄芪，全方属于辛温升法，用于治疗"阴盛"的水饮证。

此方证的病机，仲景称之为"风湿"。即"风湿"这种邪气停于体表，出现"身重"的症状，正气奋力与这种邪气抗争，而正气祛除邪气的方向是向上、向外，所以出现气机上浮的"脉浮""汗出"，正邪交争于表，表现出"恶风"的症状。这时的治疗，方用防己黄芪汤辅助正气升散邪气，服用后可"令微汗，差"。

需要注意，此方虽然是以防己、黄芪命名，而实际用量最重者乃是生姜。此方中防己与生姜的治疗方向、功效相同，均为辛温升法。

防己黄芪汤的脉证以左手寸部太过脉为特征。

防己茯苓汤

防己茯苓汤方由防己、茯苓、黄芪、桂枝、甘草五味药组成。方中防己、桂枝均为辛味，茯苓味淡、黄芪味甘而升，配以甘草，全方属于辛温升法，用于治疗"阴盛"的水饮证。

防己茯苓汤的病机，仲景总结为"皮水""水气在皮肤中"，"水气"作为一种"阴邪"停于"皮肤中"，正气必奋起与之抗争，从而表现为"四肢肿，四肢聂聂动"的症状，此时用辛温升散的防己茯苓汤助正宣散"水气"，邪去正安而症已。

防己茯苓汤的脉证以左手寸部太过脉为特征。

应用防己的经方除以上两者之外，另有防己地黄汤和己椒苈黄丸。但是，在防己地黄汤中用量很少，所以防己地黄汤反而是甘寒降法，用于治疗"阴虚"。己椒苈黄丸中配伍以苦寒药物的药力更大，所以是苦寒降法，用于治疗"阳盛"的水饮证。

当 归

（药用部位：根；质地：柔韧）

《神农本草经》：味甘，温。主咳逆上气，温疟，寒热，洗在皮肤中，妇人漏下，绝子，诸恶创疡，金创。煮饮之。一名干归。生川谷。

《伤寒杂病论》：应用当归的代表方当归四逆汤、当归建中汤。

升降（阴阳盛衰）：升（阴盛）

"当归，甘，温"，当归属于"升类"，主要用于治疗"阴盛"的血瘀证。

当归植株的地上的枝叶茂盛而根相对较小，提示当归吸收了大量动气的能量，兼以当归植株喜长日照，而怕积水，所以总体属于擅长行气、动气的一味药。

当归性温为升法，所以当归是一味能够升散邪气的药物。

当归的药用部位是根部，可以将药物力量作用到人体的中焦、下焦，且质地柔韧，所以能够从人体的深处将邪气升散、透发出来。也正是这个原因，所以后世根据当归的治症，总结其另有辛味，虽然这种认识的方法是不恰当的，但经验的总结也是客观的。

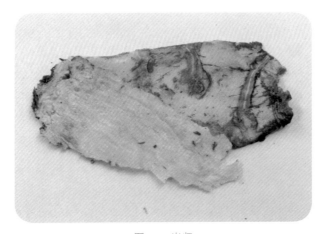

图 15　当归

当归味甘，甘味能够补益，所以后世总结其有补血的作用，属于既能行血也能补血。

从总体看，当归气厚味薄，更偏于升散邪气的功效，与其他辛味药相比，属于能够补血的行血药，从这个角度，按照功效主次表述当归的性味，应当是当归性温而味甘。

笔者反对依据功效擅自主观地更改药物客观性味的做法，但当归本草按照这样的认识，就应当是辛、甘、温，而不是甘、辛、温。

今用当归有当归身、当归尾、全当归之分，相对来说，当归尾气厚味薄偏于行气血，而当归身气薄味厚偏于补益。

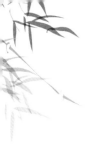

病机（病性病位）：

当归虽然味甘，但性温而气厚，能够升散邪气，针对"咳逆上气，温疟，寒热，洗在皮肤中"等症状，当归就可以助正升散邪气而治。

当归性温能够向上、向外通行气血，所以可以治疗血瘀证病机下的"妇人漏下，绝子，诸恶创疡，金创"。

从古人对当归治症的总结来看，古时应用当归主要用于升散邪气及通行气血，以单味药当归用于补血是不适合的。当然，当归味甘，确有补益之功，与其他药物合理配伍后也可以用于血虚证的治疗。

临床中，针对既有阴血亏虚，且需要通行气血治疗者，应用当归就更为适合。

附录：相关经方

当归四逆汤

当归四逆汤方证治疗的方向是需要既滋补阴血，又通行气血。所以此方虽然最重用的是大枣，但方中当归通而能补，当归一味药全面地反映了此方的治疗原则，所以仲景将此方名之以当归四逆汤，而非大枣四逆汤。

此方会在后文的大枣本草条目详解。

当归建中汤

当归建中汤方以小建中汤加当归配伍组成。全方属于降法，但方中当归属于升法。

在小建中汤方证的基础上，另有"腹中刺痛不止""苦少腹中急""摩痛引腰者"等症状，提示血瘀证的病机，因此，在小建中汤的基础上，另外加入当归，既能通行气血以行瘀，又符合小建中汤总体补益的治疗方向。全方升降结合，符合补益之法的用药思路。

术

（药用部位：根；质地：疏松）

《神农本草经》：味苦，温。主风寒湿痹，死肌，痉，疸，止汗，除热，消食。作煎饵。久服轻身，延年不饥。一名山蓟，生山谷。

《伤寒杂病论》：应用术的代表方麻黄加术汤、桂枝芍药知母。

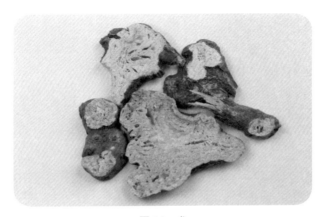

图 16　术

升降（阴阳盛衰）：升（阴盛）

六朝以前的本草著作中仅有"术"，之后才有苍术与白术之分。《伤寒杂病论》中的术，又名山蓟，实为苍术，宋代贵用白术，所以经方中的"术"在林亿校订时被更改为白术。从《神农本草经》和《伤寒杂病论》中"术"的治症看，经方之中所用之"白术"也确为苍术。

"术，味苦，温"，味苦而降，温性属于升，苦温的苍术总体属于"升类"，可以升散邪气，用于治疗"阴盛"的水饮证、实寒证。

味苦为降法，兼以苍术的药用部位是根部，提示此药有降气的力量，但是苍术的味很薄，降气的力量较弱。苍术植株的地上叶子多而宽大，相对根部却很小，提示苍术吸收了大量的太阳能量存储在根部，疏

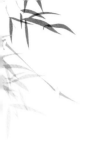

松的根部提示动气的能量很多，这是苍术温性的来源，温性属于升法。

因此，苍术气厚味薄，属于"升类"。

苍术的药用部位是根部，且苦温升散，可以升散位于表以及人体深部的邪气。

苍术的特性是擅长升散湿与水饮。

白术和苍术在性味功效上有些相似，但白术味道偏甘而擅长补益，苍术性温而偏于祛邪，白术和缓，苍术相对躁烈。白术经炒制后，更加和缓而长于补益。

经方中所用的术虽然均为苍术，但根据具体方药以及功效的不同，有些也可以用白术代替使用。

病机（病性病位）：

苦温的苍术可以升散邪气，擅长升散湿邪，古人谓其"主风寒湿痹""死肌"。"死肌"指肌肉感受邪气而导致的僵硬不适。

"除热"也是苍术升散邪气功能的体现。

感风所致的"痉"，湿邪所致的"疸"，苍术都以升散邪气而治。

湿邪停滞导致的多汗，苍术可以"止汗"。

苍术升散邪气，可以帮助人体消化食物，故言其可以"消食"。

"作煎饵"是古时神仙家以苍术作为修道服食之品。

可见苍术既能散湿，又能祛风散寒，均为其升散邪气的功效发挥作用。

附录：相关经方

麻黄加术汤

麻黄加术汤由麻黄汤加苍术组成。全方辛温升法，用于治疗"阴盛"的实寒证、水饮证。

"身烦疼"本来用麻黄汤就可以治疗，但是其病机当中还有"湿"，患者平素就是"湿家"，此时就需要再加入擅长升散湿邪的苍术，且苍术的治疗方向与麻黄汤一样，均为升法。

麻黄加术汤的脉证以左手太过脉为特征。

桂枝芍药知母汤

桂枝芍药知母汤由多味药组成，是经方中单日服用苍术的用量最大的一张方。

桂枝芍药知母汤证的病机是风寒湿邪导致的肢体痹痛，特别是其中的湿邪较重，表现为"脚肿如脱，头眩短气，温温欲吐"，方中重用擅长散湿的苍术五两，协助正气升散，邪气得除，诸症自解。

桂枝芍药知母汤的脉证也是以左手太过脉为特征。

第 二 章

治疗"阳虚"药物

第一节　治疗"虚寒（阳虚）"药物（附子、干姜）

附　子

（药用部位：根；质地：致密）

《神农本草经》：味辛，温。主风寒咳逆邪气，温中，金创，破癥坚积聚，血瘕，寒湿踒躄拘挛，脚痛不能行步。生山谷。

《伤寒杂病论》：应用附子的常用经方如四逆汤、附子汤。

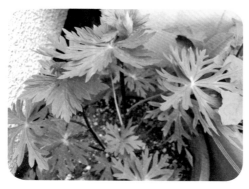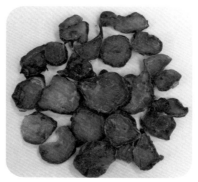

图 17　附子

升降（阴阳盛衰）：升（阳虚）

"附子，味辛，温"，味辛而性温属于"升类"，附子用于治疗"阳虚"的阳虚证，也可用于治疗"阴盛"的实寒证。

附子的植株特点是叶子宽大而根部较小，宽大的叶子吸收了大量太阳的能量，储存在根部，很小的根部吸收的大地能量很少。因此，附子这味药的气很厚，为温性，兼以附子口尝非常辛辣，所以动气的能量很强，总体属于气味俱厚，外观上就像一个存储了足够能量的"小炮弹"，辛温属于升法，这就是附子的偏性。

附子的药用部位是根部，并且质地非常坚硬，但是由于附子根部小而吸收的地气很少，所以并不会因此影响附子升气的功效，而是决定了作用于人体的部位是中焦、下焦。

附子的辛味能够向上向外升散邪气，附子温性富含的能量，可以温补阳气，因此，辛温的附子既能够升散中焦、下焦的邪气，也能够温补中焦、下焦的阳气，不同的配伍和炮制，可以分别侧重相关的功效。

经方中的附子有生附子和炮附子两种，其功效也有所不同。

炮附子就是将生附子进行热制的一种方法，当今的炮附子就是由生附子炒制而成。附子经过炒制后，会减其辛味而增其热性，即生附子的味更辛，炮附子性更温。

辛温的药物经过炒制后，其性味的变化很容易理解。我们日常食用的辣椒就是辛温的，经过炒制后的辣椒，就不再像原来那么辣，而温性却经过这种热制后增加了。

相对来说，生附子由于味更辛，所以更擅长升散阴邪，用于治疗"阴盛"的实寒证；而炮附子由于性更温，所以相对更擅长于温补，可用于治疗"阳虚"的阳虚证。当然，由于附子气味俱厚，功效峻烈，即使经过炮制的炮附子，仍旧可用于治疗"阴盛"的实寒证。

针对当今临床杂症，炮附子温补下焦的功效，多有应用的机会。

当今临床应用附子，大都要求先煮，目的也是减其辛味峻烈攻窜之性，使得更偏于温补，更偏于温和。

病机（病性病位）：

附子味辛而性温，辛味能够由内向外升散在表的邪气，故可治疗

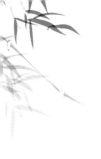

"风寒咳逆邪气""寒湿踒躄拘挛，脚痛不能行步"。踒躄意指瘫痪，这里提示附子治疗的瘫痪，是由于需要通过升散之力的邪气导致的瘫痪，并非所有瘫痪都是附子的适应证。

附子气厚，动气的能量很强，故可"破癥坚积聚"，同样是这个作用，可以治疗"金创""血瘕"。

附子性温，富含能量，且质重，可以将温补的力量作用于中焦，所以可以"温中"。

《神农本草经》记录了多味中药都可以"破癥坚积聚"，比如麻黄，具有这个治症的中药，均提示动气的能量很足。但是，麻黄升散邪气的力量很足，可以动气，也会耗气，所以适用于正气足的情况。而附子既能动气，也能温补阳气，所以对于正气不足的患者，附子就更为适用。

附录：相关经方

四逆汤

四逆汤方由附子、干姜、甘草三味药配伍组成。全方属于升法，用于治疗"阳虚"和阳虚证，也可用于治疗"阴盛"的实寒证。

四逆汤的病机是下焦阳虚证或实寒证。

附子、干姜均为辛温药物，兼以甘草补益，全方属于升法。方中用甘草的量最大，可以起到两个方面的作用：一方面同样具有补益之功；另一个方面是缓和牵制附子、干姜动气的弊端，使得下焦的阳气能够缓和地温补起来。

附子质地很重，能够将温补和升散的力量带到下焦，所以四逆汤既能温补下焦，又能用其辛味升散下焦的邪气。

四逆汤可以治疗下利，这种下利的病机就是下焦阳气虚，或伴有下焦有需要辛温升散治疗的邪气。

经方四逆汤方中的附子是用生附子，相对来说，由于生附子辛味重，升散邪气的力量更强，所以可以治疗重症。常见病中，下焦阳虚是常见的病机，脉证以右手尺部出现不及脉为特征，这时以用炮附子的四逆汤更为合适，如此既无过于升散耗气之弊，温补之力也更强。

应用炮附子的四逆汤，是治法中典型的甘温辛升法，其脉证以右手尺部不及脉为特征。

附子汤

附子汤方由炮附子、人参、茯苓、白术与芍药五味药组成。全方属于甘温升法，病机属于"阳虚"的阳虚证、水饮证。

用药物组成看，炮附子属于升法，人参、茯苓、白术三味药总体也属于升法，而芍药为降法。所以此方是升中有降，以升为主。古人为何如此升降并用创立此方呢？

附子汤的病机是"心下有留饮"，之所以被称为"留"饮，是因为这种水饮的邪气很重、很稳固，而正气又很虚，属于不单单是通过温散或攻下就能祛除的一种水饮，所以人体正气就没有足够的力量来"攻击"这种邪气，而是将其"封印"起来，所以称之为"留饮"。

针对这样的病机，古人采用擅长治疗水饮的炮附子、茯苓之升，芍药、白术之降，升降配合，将药物的力量固定在水饮所在的中焦，从而双向发力以"解开"中焦水饮的邪气，然后用人参补中焦之虚。

附子汤证为何要采取这样的治法呢？是因为人体正气对待这种留饮的方法，就是将水饮固定在中焦，而没有表现为将水饮强力升散或沉降的方式祛除，附子汤的治法就是顺应人体正气的治法。

附子汤能够治疗人体中焦的水饮，也能够治疗中部的水饮，关节就是肢体的"中部"，所以附子汤证可以表现为"关节痛，身体痛"。

附子汤中附子质重，兼有芍药敛降，所以能够温补下焦，并祛除下焦的水饮，所以能够治疗"少腹如扇"等症状。

附子汤的脉证以右手脉不及为特征。

干 姜

（药用部位：根；质地：重）

《神农本草经》干姜：味辛，温。主胸满，咳逆上气，温中止血，出汗，逐风湿痹，肠澼下利。生者尤良。久服去臭气，通神明。生川谷。

《伤寒杂病论》：应用干姜的代表方如甘草干姜汤、理中汤。

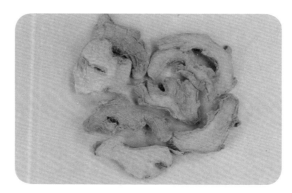

图18 干姜

升降（阴阳盛衰）：升（阳虚）；阳虚证。

"干姜，味辛，温"，辛温属于"升法"，配伍后多用于治疗"阳虚"的阳虚证。

关于干姜的性味升降，前文生姜条已述。

当今对生姜的炮制有两种，一种是将生姜晒干或烘干，制成的就是干姜；另一种是将干姜进一步炒制，制成的就是炮姜。

无论对生姜晒制、烘干还是炒制，都属于热制的方法。辛温的生姜经过热制，就会增其温性而减其辛味，因此，干姜的辛味少于生姜，而温性多于生姜，炮姜的辛味少于干姜，温性多于干姜；生姜更偏于温散，干姜和炮姜就更擅长温补，虽然都属于升法，生姜偏于用升法治疗

"阴盛"，干姜、炮姜更偏于用升法治疗"阳虚"。

虽然经过热制后的干姜擅长温补，但毕竟仍属辛温药物，辛味过重会导致动气、耗气，因此，经方中将干姜应用于温补时，多配用甘草，以缓其辛味，合用后更利于温补。

病机（病性病位）：

干姜的功效是既能温补，又能温散，兼以干姜质重，且药用部位是根部，所以其作用部位更偏于中焦、下焦。

中焦阳虚导致的出血，属于"阳虚"，可以用干姜配伍治疗，所以古人记录干姜可以"温中止血"。经方中的柏叶汤就是应用了干姜这个功效。

下焦阳虚兼有水饮，干姜既能温补又能温散水饮，经过配伍，干姜可以治疗"肠澼下利"。经方理中汤等，就是应用干姜治疗下利。

干姜治疗"咳逆上气"，就是应用干姜既能温补又能温散中焦水饮的功效。经方小柴胡汤、真武汤、四逆散的加减法均为配伍干姜治疗咳逆。

水湿停滞而导致的痹症，应用干姜的功效温阳散邪，就可以"逐风湿痹"。

附录：相关经方

甘草干姜汤

甘草干姜汤由甘草与干姜配伍组成，方中甘草的用量是干姜的两倍。其中干姜辛温，甘草甘平用于补益兼缓和干姜的辛味，两药合用具有温阳功效，属于甘温升法，用于治疗"阳虚"的阳虚证。

甘草干姜汤重用甘草，全方属于温补中具有和缓之功，可以治疗阳虚证的"多汗"，伤寒论第 29 条即提示了此方这个治症。通过这里仲景的阐释，也提示我们，甘草干姜汤证可以被看作适用于四逆汤证的

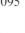

轻证。

甘草干姜汤擅长温补上焦，可以治疗上焦阳虚证，仲景书中明示此方可以治疗"上虚"、"肺中冷"。上焦阳虚证表现的"多涎沫""眩"，以及"上虚不能制下"的"遗尿""小便数"，均为此方治症。

经方中的肾着汤，由甘草、干姜、茯苓、白术组成，四药配伍擅长治疗下焦阳虚兼有水饮。

甘草干姜汤的脉证以右手寸部不及为特征。

理中汤

理中汤由干姜、人参、白术、甘草四味药组成，又被称为人参汤。方中干姜辛温、白术苦温、甘草甘平、人参甘而微寒，全方属于甘温升法，用于治疗中焦"阳虚"的阳虚证。

中焦阳虚导致的"霍乱"，表现为上吐下利，方用理中汤可以温补中焦，兼协助正气上行下达祛除邪气，所以属于理中汤的治症。

理中汤用于温补中焦，方中已经含有擅长温补上焦阳虚的甘草干姜汤，所以此方能治疗中焦兼上焦的"阳虚"，辛温的干姜还能升散上焦的邪气，所以上焦阳虚表现的"胸痹""喜唾"，均为此方治症。

理中汤的脉证以右手关部出现不及脉为特征。

第二节　治疗"气虚"药物（黄芪、人参）

黄　芪

（药用部位：根；质地：疏松而韧）

《神农本草经》：味甘，微温。主痈疽，久败疮，排脓止痛，大风

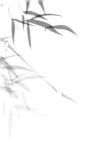

癫疾，五痔，鼠瘘，补虚，小儿百病。一名戴糁。生山谷。

《伤寒杂病论》：应用黄芪的代表方黄芪建中汤、黄芪桂枝五物汤。

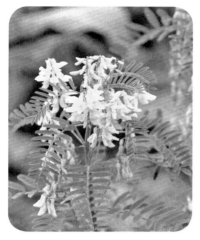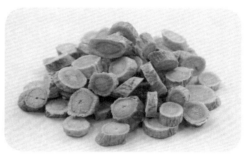

图 19　黄芪

升降（阴阳盛衰）：升（阳虚）

"黄芪，味甘，微温"，甘而微温属于"升类"，可用于治疗"阳虚"的气虚证。

黄芪味甘，甘味能够补益，微温是动气能量较多的体现。

黄芪植株的地上部分与地下根部都比较粗壮，所以药用的根部蕴含的气和味都比较足。黄芪生长在干旱地区，其粗壮的根部很有特点，就是只有一个又细又长的主干，深深地向下扎入大地吸收能量，这些能量汇聚成黄芪的甘味，用于补益。黄芪的质地疏松且有韧性，所以又有一定的调达疏散之性。

当今多用黄芪补虚，但生黄芪动气的能量也较多，所以单用黄芪补虚很容易出现动气的"上火"现象，这也是黄芪属于"升类"的具体表现，但这样并不能起到预期的补益效果。而加蜜炒制后的炙黄芪，动气能量得以减损，而甘味增加，相对更擅于单纯的补益。

由于黄芪味甘补气，微温又能使动气而升，所以很擅长治疗疮疡。

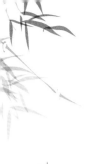

疮疡的治疗需要升散透发的力量，黄芪补气而升，适用于虚证的疮疡。被称为"疮家圣药"的连翘，同样有升散透发的作用，但属于清热而升，适用偏于热证的疮疡。

病机（病性病位）：

黄芪味甘，所以古人称其可以"补虚"，具体补的就是气虚。

黄芪补虚的特点是补气而升，蕴含升发之力，这与正在生长中的小儿体质很相似，所以擅长治疗"小儿百病"，小儿疾病应用黄芪的机会较多。

古人记录的"痈疽，久败疮，排脓止痛，大风癞疾，五痔，鼠瘘"，均为黄芪的治症，这都是黄芪补气而升功能的具体体现。临床中，许多疮面的久不愈合就和气虚有关，辨证选用黄芪后可以促进肌肉、组织的生长，促进创面愈合。这里需要提示，虽然古人记录了黄芪可以治疗疮疡，但一定是属于虚证者，方可用较大剂量配伍应用。

附录：相关经方

黄芪建中汤

黄芪建中汤由小建中汤加黄芪配伍而成。小建中汤重在补气，也能收敛虚而浮越之气，从而可以治疗虚劳，加用黄芪后，补益之力增加，全方属于甘温升法，用于治疗"阳虚"的气虚证。

黄芪建中汤能够补气，所以仲景书中提示其可以用于"虚劳"的治疗。原文提示此方可以用于"诸不足"的治疗，可见其临床适用机会很多。黄芪建中汤中所含的小建中汤能够治疗"里急"，这种里急是由于气血外达导致了里虚而急，建中汤将气血敛降归于里，则里急自然缓解。

仲景方中的黄芪建中汤，黄芪用量为一两半，千金方记录的黄芪建中汤用量是与桂枝等量的三两，笔者体会，黄芪建中汤方中黄芪的剂量比例，可以根据临床实际增加。

临床中，黄芪建中汤在外科应用的机会很多，对于疮疡、创面不愈合属于虚证者，结合脉证均有应用的机会。

加大黄芪剂量的黄芪建中汤，对于符合病机的小儿反复发作咳喘有良效。黄芪建中汤可以补虚，加大剂量的黄芪，就突出了黄芪“升”的功效，这种升的力量就可以助正升散外邪，所以适用于气虚兼有表证的患儿。

黄芪建中汤的脉证以右手脉不及为特征。

黄芪桂枝五物汤

黄芪桂枝五物汤方由桂枝汤去甘草、倍生姜并加用黄芪组成。全方属于升法，治疗“阳虚”的气虚证。

此方除有补益之功以外，仍属于补中有升，升散的力量也比较强，属于务求吻合病机的一种相对特殊的治法。

方证表现为脉“微”，这是在气虚的病机下，鼓荡气血无力的具体表现。“外证身体不仁，如风痹状”的症状，提示在气虚的病机下，达于体表、四肢的气血更少，因此在脉证上表现为“寸口、关上微”。之所以出现这样的病机，是因为在气虚的基础上，人体的内部还有邪气，正邪在人体内部相争，所以达于体表的气血就更少了，这个病机的脉证表现是“尺中小紧”。

针对这种病机的治疗，方中用黄芪补气，另外用桂枝汤将人体的气血升散至表，以解体表之症，去甘草是减少升散的牵制力量，倍生姜是加强升散的力量。同时，方中生姜、黄芪也擅长将内部的邪气升散出来。如此，方药与病机精密吻合而取效。

黄芪桂枝五物汤的脉证以右手脉不及为特征，临床脉证合参，即可精准施治。

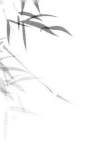

人　参

（药用部位：根；质地：紧密）

《神农本草经》：味甘，微寒。主补五脏，安精神，定魂魄，止惊悸，除邪气，明目，开心益智。久服轻身延年。一名人衔，一名鬼盖。生山谷。

《伤寒杂病论》：应用人参的代表方新加汤、四逆加人参汤。

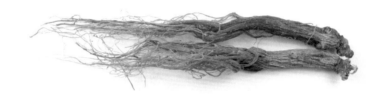

图 20　人参

升降（阴阳盛衰）：升（阳虚）

对人参一药的认识，从古至今多有争议，疑点较多，因此，需要先行明确古之人参的品种。

《神农本草经》记载人参之性味为甘而微寒，后世诸多医家，包括张锡纯就认为其为党参无疑，实际上也存在问题。

《名医别录》记载人参"生上党及辽东"，而党参甘而微温，人参甘微苦而温，均与《神农本草经》记载的性味不合。

而结合仲景书中白虎汤加人参即治渴，多处经方加减法记载"渴者加人参"，提示其所用的人参却为甘而微寒之品。当今仍有地区将沙参称为人参，沙参甘而微寒，自然可以治渴，因此，古之人参也不能排除是当今的沙参。

从《神农本草经》记载的人参治症看，又几乎全部都是今之人参治症。

因此，可以这样认识，古之人参、党参、沙参混用不分，《神农本草经》记载的人参，为沙参性味，治症是今之人参、党参治症，其中更多用的应当就是今之人参。

而《伤寒杂病论》中所用的人参，也可分为沙参、党参、人参，根据辨证实际选用即可。

"人参，味甘，微寒"，人参属于"升类"，可用于治疗"阳虚"的气虚证。

微寒属于降类，甘而微寒的人参为何却属于升类呢？

人参多年生长在阴暗的树林里，所以吸收太阳的动气能量相对较少，而较大的根部吸收的大地能量却很多，所以古人称为"土精""地精"，结合人参的药用部位和紧密的质地，提示此药甘味补益的力量较大。

所以，人参由于甘味的味厚，而微寒的气薄，所以属于升类。

许多人也有这样的体会，食用人参可以导致"上火"，而多食人参也不会导致降下的腹泻，这一方面提示人参确属升类，另一方面也提示人参所存储的补益能量很足。

人参经过蒸晒后，被称为红参，热制会使得本来就薄的动气能量减损，所以补益的力量更强。

人参应用其补益功效，有擅长治疗神志病的特性，所以被古人称为"神草"，可以"通神"。

党参补益的力量要弱于人参。

人参和党参的治法均属于升法。

相对来看，沙参的甘味少些，寒性多些，更偏于养阴，属于降法，适用于病机属于"阴虚"的阴虚证。

病机（病性病位）：

人参补益的力量很强，且其补益的作用部位也很广泛，可以涉及上

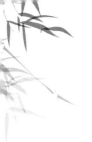

焦、中焦及下焦，所以古人谓其可以"补五脏"，对于气虚导致的目疾有"明目"的效果。

对于气虚导致的情志病，在补益之品中是人参擅长的治症，古人总结为人参可以"安精神，定魂魄，止惊悸，开心益智"。

正气不足而邪气侵扰者，人参可以通过扶正而"除邪气"。

擅长补益的人参可以"久服轻身延年"。

附录：相关经方

经方中一般将人参配伍应用，不作为重用的君药。

新加汤

新加汤由桂枝汤加量芍药、生姜并加人参组成。全方属于辛温升法，用于治疗"阴盛"的实寒证，但方中加入的人参，属于甘温升法，用于治疗"阳虚"的气虚证。

与桂枝汤证相比较，此方证的正气更虚，所以虽然还有桂枝汤证的"身疼痛"症状，但却有提示气虚的"脉沉迟"，这时的病机就是既有桂枝汤证的"阴盛"，又有气虚证的"阳虚"，且以"阴盛"为主。

方用新加汤，一方面用其中的桂枝汤解表散邪，另一方面用人参，加用芍药的量是为了缓和桂枝在表的升散之力，加用生姜是为了将补益的气血从内向外升散至表发挥治疗作用。

与桂枝汤证的脉证相比，新加汤脉证的右手脉更加"沉迟"。

四逆加人参汤

四逆加人参汤由四逆汤加人参组成。全方属于甘温升法，用于治疗"阳虚"的阳虚证、气虚证。

四逆汤温补阳气，加用人参后，提升了补益的力量。

此方脉证以右手脉不及为特征。

第三节 治疗"气滞、血瘀、水湿痰饮"药物（茯苓）

茯 苓

（药用部位：根；质地：硬）

《神农本草经》：味甘，平。主胸胁逆气，忧恚，惊邪，恐悸，心下结痛，寒热烦满咳逆，口焦舌干，利小便。久服安魂，养神，不饥，延年。一名茯菟。生山谷。

《伤寒杂病论》：应用茯苓的代表方茯苓桂枝甘草大枣汤、茯苓泽泻汤。

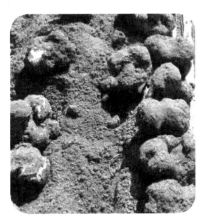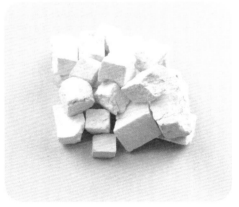

图 21 茯苓

升降（阴阳盛衰）：升（阳虚）

"茯苓，味甘，平"，茯苓味甘，按照进一步细分，属于甘味当中的淡味，"淡味渗泄为阳"，茯苓属于"升类"，用于治疗"阴盛"或

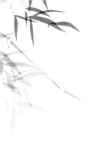

"阳虚"的水饮证。

茯苓味淡，古人称淡味的功效是"渗泄"，茯苓的"渗泄"并非是向下敛降的"泄"水气，而主要是"渗"水气，即将水湿从组织中向上"吸出"，从而达到"泄"水湿的治疗效果，故具有"渗泄"功效的茯苓属于"升类"。

对于"阴盛"的水饮证，茯苓可以向上升散宣发而祛除之。

由于茯苓偏于补益，故亦可治疗"阳虚"的水饮证，比如经方中的真武汤方中茯苓的应用。

茯苓的药用部位是块根，块根用于储存植株吸收的大量天地能量。兼以茯苓质地坚硬，所以擅长从上焦、中焦、下焦将水饮升散"渗"出。

古人一般在应用升法治疗水饮时才会重用茯苓。

病机（病性病位）

水饮停于中焦，正邪相争，正气向上升散祛除邪气，出现上逆的症状，表现为"胸胁逆气""寒热烦满咳逆"等症，应用茯苓助正"渗"而升散，邪去症已。

由于水饮停于中焦，"心下结痛"是最直接的症状表现，水停中焦导致津液不得上承，可出现"口焦舌干"的症状。针对水停中焦的病机，茯苓将水饮从中焦升而"渗"出，可化为小便排出，表现出"利小便"的治疗作用。

虽然古人记录茯苓有"利小便"之功，但茯苓并非是通过敛降水饮而实现的。经方中治疗水饮的枳术汤、泽泻汤，均为将中焦的水饮祛除，但均属降法，故方中不用属于升法的茯苓。

水饮证导致的"忧恚，惊邪，恐悸"等症，茯苓可以通过升散水饮而治疗。此外，茯苓也有补益之功，特别其还是一味擅长治疗情志类疾病的药物，也属于古人认为可"通神"的一味药，从古人记载其可以"安魂，养神"，也可见一斑，所以可以治疗此例诸症。

附录：相关经方

茯苓桂枝甘草大枣汤

此方由方名中的四味药组成。全方属于辛温升法，用于治疗"阴盛"的实寒证、水饮证。

此方的病机是水饮停于下焦，而正邪交争，正气欲通过升散的方式将水饮宣散，限于正气自身升散水饮的能力不足，所以表现出气机上逆的"欲作奔豚"，"脐下悸"是正气向上鼓荡下焦"脐下"这个部位水饮的直接表现。

针对这种病机，重用茯苓半斤，并配以重用十五枚的大枣，将茯苓的升散"渗"邪的力量带到下焦，从而使得茯苓从下焦向上升散水饮，兼用桂枝甘草在上焦"接力"，将水饮之邪从下焦，经中焦、上焦升散宣发出来。

因为此证的水饮位置较深，并且需要"长途"宣发出来，方中煮药应用甘澜水，也是为了增加水的"动性"，尽可能不影响全方向上升散的力量。

此方脉证以左手尺部太过脉为特征。

与此方药物组成相近的茯苓桂枝白术甘草汤，病机是水饮停于中焦，治疗方向与此方相同，同样属于"阴盛"的实寒证、水饮证。

茯苓泽泻汤

茯苓泽泻汤方由茯苓、泽泻、桂枝、甘草、生姜、白术组成。茯苓泽泻汤可以看作是苓桂术甘汤与茯苓甘草汤的合方加泽泻。全方属于辛温升法，用于治疗"阴盛"的水饮证、实寒证。

此方病机是水饮停于中焦，正邪交争，正气欲向上抗邪，所以表现出上逆的"吐""胃反"，水饮内停导致津不上承，是"渴欲饮水"的病机。茯苓泽泻汤助正升散水饮，则可邪去症已。

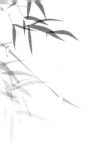

茯苓泽泻汤方用量最大的就是茯苓，用量达到半斤，也是取其擅长升散水饮邪气的功效。

此方的脉证以左手关部出现太过脉为特征。

虽然经方中用其他药物与茯苓配伍，多用于治疗"阴盛"的水饮证，但仅从茯苓单味药看，仍旧属于治疗"阳虚"的水饮证。

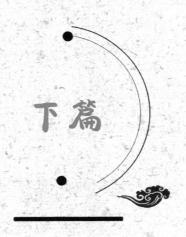

下 篇

治以"降法"之本草

第 一 章

治疗"阳盛"药物

第一节 治疗"实热"药物（大黄、芒硝、厚朴、枳实、石膏、黄连、黄芩、黄柏、栀子）

大 黄

（药用部位：根；质地：重）

《神农本草经》：味苦，寒。主下瘀血，血闭，寒热，破癥瘕积聚，留饮宿食，荡涤肠胃，推陈致新，通利水谷，调中化食，安和五脏，生山谷。

《伤寒杂病论》：应用大黄的代表方下瘀血汤、大承气汤。

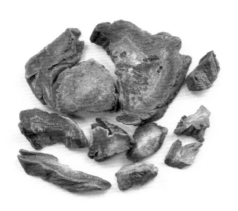

图 22　大黄

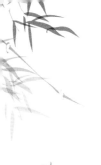

升降（阴阳盛衰）：降（阳盛）

"大黄，味苦，寒"，苦寒属于"降类"，用于治疗"阳盛"的实热证、瘀血证、食积证、水饮证、气滞证。

大黄的味道非常浓烈，口尝味苦而闻之芳香，且质地坚硬，这些均提示大黄气味俱厚，动气的能量很强。

观察大黄植株的叶子宽大，吸收了足够的动气的能量，而其苦寒的性味决定其作用的方向为降气。

大黄的药用部位是根部，且质重，兼以苦寒敛降的治疗方向，所以作用的部位非常广泛，涉及上焦、中焦和下焦。

向下、向内敛降荡涤邪气是大黄的功效。

由于大黄攻下的力量很强，所以被后世名为"将军"，其擅长攻坚克难之性可见一斑。

大黄经合理配伍后可以针对多种病机进行治疗。

病机（病性病位）

大黄擅长攻下，配伍治血的相关药物后，可以"下瘀血"，治疗下焦血瘀证的"血闭"。

由于多种邪气凝聚导致的"癥瘕积聚"，可以用大黄攻下荡涤之。

利用大黄的敛降攻下之力，可以促进食物在胃肠道的下行，从而"荡涤肠胃，推陈致新，通利水谷"，轻用大黄自然就可以"调中化食"，从而"安和五脏"。

从《神农本草经》的记录看，大黄擅长治疗瘀血证、食积证，而合理配伍后，对于水饮证、实热证、气滞证均有良好的治疗效果，都是应用大黄敛降攻下的功效来发挥治疗作用。

由于大黄的治症和适用病机较多，这里需要强调，一定是属于实证并且适合用攻下的方法来治疗时，才有应用大黄的机会。

附录：相关经方

下瘀血汤

下瘀血汤方由大黄、桃仁、䗪虫三味药组成。全方属于苦寒降法，用于治疗"阳盛"的瘀血证。

下瘀血汤的病机是下焦血瘀证，仲景谓其"腹中有干血着脐下"，正邪交争，正气难以祛除瘀血，并出现"腹痛"或"经水不利"的症状，这时用下瘀血汤攻下瘀血，则邪去正安而症已。

下瘀血汤方中䗪虫咸寒擅长下血，桃仁苦平亦为擅治瘀血的下法药物，大黄苦寒荡涤攻下，三药合用可以将下焦的瘀血攻下。

此方今日应用的机会很多，把握其脉证以右手尺部太过脉为特征。

大承气汤

大承气汤方由大黄、芒硝、厚朴、枳实四味药组成。方中大黄、枳实、芒硝均为苦寒，厚朴苦温，全方属于苦寒降法，病机属于"阳盛"的实热证、食积证。

大承气汤是攻下力量很强的一张经方，可用于攻下"燥屎"，从而治疗食积证，从而治疗"腹胀满"等；也可用于对实热证的攻下，从而治疗"脉滑""发热，汗多"等症。

大承气汤是仲景书中被反复强调应用的一张方，临床治症也很多，临床通过方证与脉证合参，可以把握病机应用。大承气汤的脉证以右手关部或尺部出现太过脉为特征。仲景书中提示，大承气汤的脉证会出现脉"虚"或脉"弱"，临床以右手关尺沉取至骨方可触及脉动为特征。

芒　硝

（药用部位：矿物；质地：重）

《神农本草经》：味苦，寒。主五脏积热，胃胀闭，涤去蓄结饮食，推陈致新，除邪气。炼之如膏，久服轻身。生山谷。

《伤寒杂病论》：应用芒硝的代表方调胃承气汤、桃核承气汤。

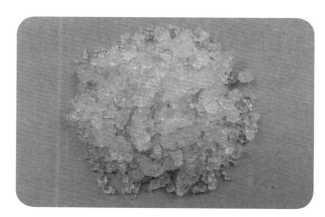

图23　芒硝

升降（阴阳盛衰）：降（阳盛）

芒硝在《神农本草经》中被称为硝石。

"硝石，味苦，寒"，苦寒属于"降类"，用于治疗"阳盛"的实热证、水饮证、瘀血证、食积证。

芒硝属于矿物，质地重，古人称其为"禀天地寒水之气以结晶"，味苦而性寒，均属于"降类"。

芒硝可以协助人的正气将热邪、水饮、瘀血、食积等病理产物敛降下来。

芒硝特别擅长将人体组织的水液"吸"出来，并降下去，配合其他药物长于治疗水饮证。

质重的芒硝配合其他药后，可以作用于人体的上焦、中焦及下焦。

病机（病性病位）：

芒硝可作用于人体多个部位，从而将邪气降下来，所以古人称其可以攻下属于实热证的"五脏积热"。

芒硝擅长攻下人体中下焦的邪气，"涤去蓄结饮食"这样的食积证、实热证、水饮证，所以称其可以治疗"胃胀闭"，达到"除邪气"的治疗效果。

芒硝攻下的力量很峻烈，有"推陈致新"之效。

芒硝是道家炼制丹药的常用矿物之一，所以古人有"炼之如膏，久服轻身"的应用经验。

附录：相关经方

调胃承气汤

调胃承气汤由芒硝、大黄、甘草三味药配伍组成。全方属于苦寒降法，用于治疗"阳盛"的实热证。

邪热停于人体的中下焦，正邪交争于此，故出现"腹胀满"，热邪本身就可以导致"谵语""心烦""蒸蒸发热"等症，正气欲将邪气攻下祛除，限于正气自身抗邪能力不足，所以出现"下利"。此时，用调胃承气汤助正攻下邪热，邪去症已。

调胃承气汤方中芒硝、大黄均为苦寒药物，擅长攻下实热邪气，配伍甘草是为了将药物的作用固定于邪气存在的部位，从而协助攻下药物在相应的部位发挥效力。

调胃承气汤的脉证以右手关部或尺部出现太过脉为特征。

桃核承气汤

桃核承气汤由调胃承气汤药物加桂枝桃仁组成。全方属于苦寒降

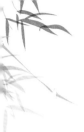

法，病机属于"阳盛"的下焦瘀血证。

瘀血作为一种邪气停于下焦，正邪交争，出现"少腹急结"，用桃核承气汤可以助正将瘀血攻下祛除，方中芒硝、大黄和桃仁是发挥攻下作用的主要药物。

桃核承气汤的脉证以右手尺部及左手寸部出现太过脉为特征。

厚 朴

（药用部位：树皮；质地：硬）

《神农本草经》：味苦，温。主中风，伤寒，头痛，寒热，惊悸气，血痹，死肌，去三虫。

《伤寒杂病论》：应用厚朴的代表方厚朴麻黄汤、厚朴三物汤。

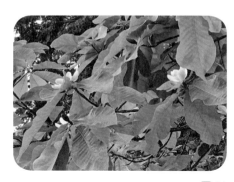 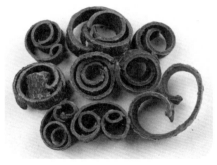

图 24　厚朴

升降（阴阳盛衰）：降（阳盛）

厚朴在《神农本草经》中被称为浓朴。

"浓朴，味苦，温"，苦味属于"降类"，温性属于"升类"，苦温的厚朴总体偏于"降"类，用于治疗"阳盛"的实热证、食积证。

厚朴这味药是经方常用药，但相对比较特殊，历代医家对其功效众说不一。

厚朴味苦，提示其确能降气，而温性提示其富含升气的能量。厚朴的药用部位是树皮，树皮含有升发之气，也提示厚朴能升气。经方中既在攻下实热的小承气汤、厚朴三物汤中用厚朴，也在温散邪气的厚朴麻黄汤、桂枝加厚朴杏子汤当中用厚朴，那么，厚朴究竟是"升类"还是"降类"呢？

李东垣认为"厚朴，苦能下气，故能泄实满；温能益气，故能散湿满"。张锡纯认为厚朴"其性温味又兼辛，其力不但下行，又能上升外达"。可见两人都认为厚朴能降能升，张锡纯则直接厚朴的味更改为"苦辛"。

我们观察厚朴的植株的叶子非常宽大、厚实、茂密，提示植株通过叶子吸收了大量的动气的能量。

我们结合经方中对厚朴的实际应用，来深入认识厚朴的升降。

厚朴三物汤与厚朴大黄汤均由厚朴、大黄、枳实三味药组成，两方的区别主要就在于厚朴的剂量不同。厚朴三物汤重用厚朴八两（约120克），用于治疗部位在下焦的"痛而闭"；厚朴大黄汤用厚朴一尺（约30克），用于治疗部位在上焦的"支饮胸满"。虽然两方均属降法，但提示厚朴的作用部位可以涉及人体的上焦、中焦和下焦，具体与其应用的剂量有关。

我们结合《名医别录》中厚朴的记录"主温中，益气，消痰，下气，治霍乱及腹痛，胀满，胃中冷逆，胸中呕不止，泄痢，淋露，除惊，去留热，止烦满，浓肠胃"。从记录的治症看，厚朴的功效也是有升有降。

综上，厚朴的苦味能降，温性能升，本身就是一味动气的能量很足且能降能升的药物,，但仍旧是降中有升，以降为主，古人用其治病，也就是应用这个特点。

从厚朴的具体应用看，古人一般用升法时则轻用厚朴，用降法时重用厚朴。

厚朴也用于治疗"阴盛"的实寒证、湿证、水饮证。

厚朴作用于人体，有一种能够把人体组织"撑开"的特性，也擅长作用于人体的中焦，所以古人称其可以"宽"中，当然，作用于其他部位的厚朴也会发挥这个特性。

病机（病性病位）：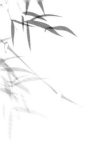

《神农本草经》记载厚朴可以治疗"中风，伤寒，头痛，寒热"，均为其可以助正升散邪气的功能发挥作用。

厚朴治疗"血痹""死肌"，与厚朴可以升降通达气机的功效有关。

厚朴可以降下热邪，可以治疗邪热内扰导致的"惊悸气"。

"杀三虫"提示厚朴可以用于驱虫。

附录：相关经方

厚朴麻黄汤

经方厚朴麻黄汤由多味药物配伍组成，方中用厚朴五两。全方属于辛温升法，用于治疗"阴盛"的实寒证、水饮证。

此方重在应用厚朴"升"气的功效，正邪交争导致"咳"，正气欲升散邪气，故表现为脉"浮"，此时用厚朴、麻黄等药物治疗，重在升散邪气。

厚朴麻黄汤的脉证以左手出现太过脉为特征。

厚朴三物汤

厚朴三物汤由厚朴、大黄、枳实三味药配伍组成。全方属于苦寒降法，病机属于"阳盛"的实热证、食积证。

正邪交争于中下焦，出现"痛而闭"的症状，药用量大的厚朴有利于将药物力量集中在中下焦，厚朴擅长将组织"撑开"，然后配用擅长攻下的大黄、枳实，将邪气下之而症已。

厚朴三物汤的脉证以右手关尺部出现太过脉为特征。

枳　实

（药用部位：果实；质地：硬）

《神农本草经》：味苦，寒。主大风在皮肤中，如麻豆苦痒，除寒热结，止利，长肌肉，利五脏，益气，轻身。生川谷。

《伤寒杂病论》：应用枳实的代表方枳术汤、枳实芍药散。

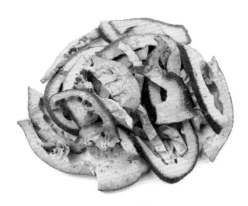

图 25　枳实

升降（阴阳盛衰）：降（阳盛）

"枳实，味苦，寒"，苦味属于"降类"，寒性属于"降类"，苦寒的枳实属于降类，用于治疗"阳盛"的实热证、水饮证、食积证。

古之枳实即今之枳壳。

枳壳和枳实来源于同一种植物，是一种柑橘类植物的果实，若长至接近成熟果实，把它切开去掉果肉，只用外面的壳，这就叫枳壳。接近成熟的果壳叫枳壳，枳实是枳壳的未成熟果实。

由于枳壳本身就是苦寒的药物，枳实是其未成熟的果实，所以就更加苦寒，质地更重，降下的力量更强些。

从药物作用于人体的部位来说，单用苦寒且质重的枳实，更擅长作

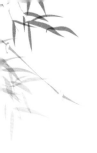

用于人体的中焦、下焦。

枳实属于气厚味也厚，其功效是苦寒降下邪气。

病机（病性病位）：

病人表现为"如麻豆苦痒"，古人总结其病机为"大风在皮肤中"，此时提示病在表，治疗看似也应当应用药物以升散风邪。而枳实没有任何升散邪气的功效，其治疗方向就是苦寒降法，这里的"大风"并非是指病机的风邪，而是指症状表现像是有"大风在皮肤中"，实际病机是热邪自身外涌导致的瘙痒，病在中下焦，此时用枳实攻下即可止痒。临床中，如果确实应当应用升散药物治疗的瘙痒，我们根据古人治症的记录选用枳实，则必然无效。

"除寒热结"是指枳实无论对于热结还是寒结，都能够通过攻下的方法祛除之。

邪气留滞，正气欲将邪气敛降而出现下利，此时应用枳实下邪，自然可以起到"止利"的治疗效果。

只有符合苦寒降法的枳实适应证时，应用枳实才可以起到"利五脏，益气，轻身"的治疗结果，而对于虚证，应用枳实则必然无效。

附录：相关经方

枳术汤

枳术汤由枳实、白术两味药配伍组成。全方属于苦寒降法，用于治疗"阳盛"的中焦水饮证。

仲景书中明确提示，此方证的病机是"水饮所作"，症状表现的"心下坚大如盘，边如旋盘"，提示水饮停滞的部位就是"心下"的中焦，正邪交争于此，而正气难以依靠自身力量祛邪外出。

枳术汤药用升中有降且擅治水饮的苍术，以解中焦的水饮，再配以重用的枳实，苦寒直下，将水饮邪气向下祛除，则邪去症已。

枳术汤以右手关部太过脉为特征。

枳实芍药散

枳实芍药散由枳实与芍药配伍组成。全方属于苦寒降法，病机属于"阳盛"的实热证、气滞证、血瘀证、水饮证。

邪气留滞于下焦，出现"腹痛，烦满不得卧"，虽然其包含病机多种，但判断治当用下法，方用苦寒的枳实和苦平的芍药配伍，将邪气下之则愈。

此证病机复杂，如何判断当治用下法呢？临床可以根据脉证，尺部的太过脉表现在右手，即可明确治当攻下的方向。

仲景书中应用枳实的经方众多，多以攻下实热为主。

石 膏

（药用部位：矿物；质地：重）

《神农本草经》：味辛，微寒。主中风寒热，心下逆气，惊喘，口干苦焦，不能息，腹中坚痛，除邪鬼，产乳，金创。生山谷。

《伤寒杂病论》：应用石膏的代表方白虎汤、木防己汤。

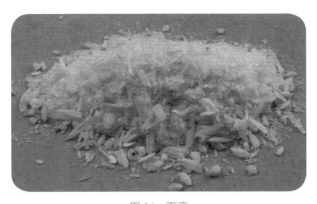

图 26　石膏

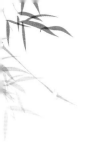
升降（阴阳盛衰）：降（阳盛）

石膏属于"降类"，用于治疗"阳盛"的实热证、水饮证。

"石膏，味辛，微寒"，单就性味而论，辛味属于"升类"而"微寒"属于"降类"，为何辛而微寒的石膏属于"降类"呢？

对于这个问题，一些医家由于石膏味辛而认定其为属于"升类"的"发汗药"，这是由于对本草的片面认识导致的。

虽然石膏的味是客观的辛味，但口尝石膏没有什么辣味，闻石膏也没有什么气味，这说明石膏的味很薄，所以也没有什么升发之力。

石膏属于矿物，质地很重，质重的矿物被人服用后，即会引导人体的气机下沉，所以，重的质地是决定石膏升降属性的最主要因素。当我们临床中大量应用石膏时，就会导致腹泻的症状，这也是石膏属于"降类"的客观体现。

质重的石膏可以降气，属于下法，其微寒之性除了可以降下实热以外，还很擅长将水饮之邪降下，经方木防己汤就是应用了石膏的这个特性。

对于部分患者，在服了重用石膏的方剂后，也会出现汗出的表现，但这并非是由于石膏的辛味所致，而是由于实热或水饮之邪得除，正常的升降恢复，阴阳自和的表现。

病机（病性病位）：

对于实热证导致的"中风寒热"，因石膏可以清降其热，症状可除。

实热或水饮停于中焦，正邪交争，可以出现"心下逆气"，停于下焦，可以出现"腹中坚痛"，热邪上冲，可出现"口干苦焦"，水饮上冲，可出现"惊喘""不能息"等症，应用石膏，即可降热邪又能降水饮，诸症可平。

热邪上扰，可以出现精神类症状，可用石膏清热治疗，古人认为石膏的这个治疗作用为"除邪鬼"。

石膏可以引人体的气下沉，有下乳之效，所以谓其可以"产乳"。

"金创"需要清降热邪者，可以用石膏治疗。

由上可见，《神农本草经》中记录了多个石膏擅长的治症，但均为应用其擅长降下实热和水饮之邪功效的具体体现。

附录：相关经方

白虎汤

白虎汤由石膏、知母、甘草、粳米四味药组成。其中石膏质重属于降法，知母苦寒属于降法，配合甘味的甘草、粳米，全方属于苦寒下降法，用于治疗"阳盛"的实热证。

热邪停于中焦，热势上涌，出现"自汗出"，正气集中于里与邪抗争，所以达于四末的气血相对减少而出现"厥"，脉"滑"是正邪交争剧烈的表现，此时方用白虎汤，其中重用石膏一斤，清降热邪，邪去症已。

仲景书中提示，白虎汤证可以出现"脉浮"，这里强调，此处的"脉浮"并非指我们后世界定的浮脉，即浮位脉力最强，而是提示此方脉证在浮位也很容易触及脉动。

白虎汤的脉证以右手关部太过脉为特征。

木防己汤

木防己汤由石膏、防己、桂枝、人参四味药组成。方中重用石膏，全方属于"降法"，用于治疗"阳盛"的水饮证。

木防己汤中应用石膏的量很重，达到"十二枚，如鸡子大"，据有人称重，一枚鸡子大的石膏约40克，十二枚约500克左右，达到汉代的二斤，古人为何在此方中如此重用石膏呢？

此方证的病机是"膈间支饮"，由于水饮内停导致"心下痞坚"，由于停滞的水饮本身影响了人体气机正常的升降，表现出"喘满"的症状，"面色黧黑"是水饮内停的外在表现，由于病邪在里，所以"脉沉紧"，由于水饮之邪非常顽固地"盘踞"在体内，此时用一般的吐下之法难以将其祛除。这时用超大剂量的石膏，直接降泄之，稍配以属于升法的防己、桂枝，目的是从升降两个方向来"撼动"邪气，用人参补益攻邪导致的正气受损，并补益中焦的津液。四药合力，起到降邪正复的目的。

此证如果用木防己汤仍难以将邪气降除，仲景就把一味降邪的石膏去掉，换成对水饮采取"吸"而下之的芒硝，配合石膏来治疗。两方虽然都属于降法，却应用了不同中药的不同特性。

木防己汤的脉证以右手关部太过脉为特征。

黄 连

（药用部位：根；质地：紧密）

《神农本草经》：味苦，寒。主热气目痛，眥伤泣出，明目，肠澼，腹痛下利，妇人阴中肿痛。久服令人不忘。一名王连。生川谷。

《伤寒杂病论》：应用黄连的代表方白头翁汤、大黄黄连泻心汤。

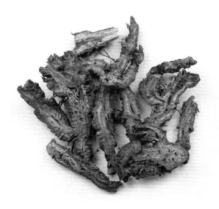

图 27　黄连

"黄连，味苦，寒"，味苦与性寒均属于"降类"，黄连多用于治疗"阳盛"的实热证。

黄连植株的叶子宽大，根系也相对发达，将吸收的天地能量主要存储在药用的根茎中。

黄连口尝味道很苦，兼以性寒，属于气厚味也厚，能够敛降实热，多用于治疗病机属于实热证的诸多病症。

黄连的药用部位是根部，所以擅长的作用部位是中焦、下焦。

后世医家因为苦寒的黄连能够治疗"湿热证"，苦温的苍术能够治疗"寒湿证"，因此推断出苦味可以燥湿的经验。实际上，苍术是通过升散之力散湿，黄连是通过敛降之力下湿。

病机（病性病位）：

热邪停于中焦，热势上涌，出现"热气目痛，眦伤泣出"的症状，用黄连可以苦寒敛降中焦的实热，从而达到"明目"的治疗效果。

热邪留滞下焦，正邪相争，正气欲将热邪泻除，限于自身正气抗邪能力不足，所以出现"肠澼，腹痛下利"等下行的症状，但病邪仍旧难以自除，药用苦寒的黄连可以协助正气向下敛降热邪，从而邪去正安而症已。

女性出现下焦实热证，可以表现为"妇人阴中肿痛"的症状。黄连的药用部位是根部，作用部位可达于下焦，用其苦寒之性味降下热邪而症已。

"火性上炎"，体内存有热邪，则热邪自身向上攻冲，可以引起烦躁、失眠、善忘等，用黄连敛降热邪，可以达到"久服令人不忘"的治疗效果。

由上可见，通过古人记录的黄连治症提示我们，黄连能够治疗实热证，并且擅长治疗伴有热势上冲的病症。

第一章　治疗「阳盛」药物

123

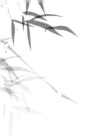

附录：相关经方

白头翁汤

白头翁汤方由苦寒的黄连、苦寒的黄柏、苦而微寒的秦皮和苦温的白头翁四味药组成。全方属于苦寒降法，用于治疗"阳盛"的下焦实热证。

热邪停于下焦，人体正气与之抗争而欲祛邪外出，从"热利下重"的症状看，正气祛邪的方向是向下降邪，但由于正气自身祛邪能力所限，虽然出现了症状，但仍旧难以自愈。其中的"下重"症状，真实地反映了人体正气欲祛邪而难以祛除的状态。此时方用白头翁汤，药力在下焦发挥作用，通过苦寒敛降之力将邪气祛除。

此方脉证以右手太过脉为特征。

大黄黄连泻心汤

大黄黄连泻心汤由苦寒的大黄、黄连、黄芩三味药组成。全方属于苦寒降法，用于治疗"阳盛"的实热证。

邪热停于中焦，正邪交争于此，而出现"心下痞"，由于邪热并未和其他有形之邪结聚到一起，所以"按之濡"，寸口脉的关部与中焦对应，因为正邪交争于中焦，所以出现"其脉关上浮"，邪热内停，可以出现热势上涌表现的"衄血，吐血"。针对此种病症，方用苦寒敛降的大黄黄连泻心汤，直接泄下实热，则诸症自除。

此方的脉证，仲景书中提示为"其脉关上浮"，需要明确，此处的"浮"并非指我们学习的浮脉，而是提示我们在寸口脉中，关部的脉很容易触及。我们现在界定的浮脉，指最强脉力在浮位的脉象，而大黄黄连泻心汤脉证的最强脉力在与中焦对应的中位。

大黄黄连泻心汤的脉证以右手关部太过脉为特征。

通过《神农本草经》的记录，结合本方的具体应用，体现出黄连擅长治疗邪热上逆的诸多症状，经方中的黄连阿胶汤，也在此列。

黄 芩

（药用部位：根；质地：疏松）

《神农本草经》：味苦，平。主诸热黄疸，肠澼泄利，逐水，下血闭，恶创，疽蚀火疡。一名腐肠。生川谷。

《伤寒杂病论》：应用黄芩的代表方黄芩汤、半夏泻心汤。

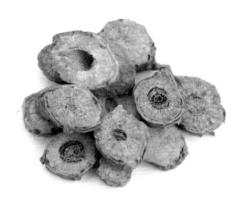

图 28　黄芩

升降（阴阳盛衰）：降（阳盛）

"黄芩，味苦，平"，苦味属于"降类"，黄芩多用于治疗"阳盛"的实热证。

黄芩的味道很苦，药用部位是根茎，提示此药属于"降类"，且作用于人体的部位偏于人体偏"里"的中焦和下焦。

黄芩植株具有地上部分相对较小而根茎却相对发达的特点，这提示此药富含大地能量。

黄芩的质地疏松，提示其与苦寒的黄连相比，动气的能量多一些，作用于人体的部位也可以涉及上焦。

黄芩属于气味俱厚。

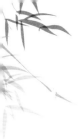

黄芩擅长应用降下的力量来敛降实热之邪，对水饮、瘀血也有泄下之功。

生长年限长的黄芩，其根中空者被称为枯芩，生长年限短，其根内实者被称为条芩，两者功效没有什么差别。

病机（病性病位）：

"诸热黄疸"指热邪壅盛导致的黄疸，"恶创，疽蚀火疡"指邪热壅盛导致的疮疡，黄芩可以苦味降热而治疗。

正气与邪热相争，欲通过下利的方式将邪热祛除，就会出现"肠澼泄利"的症状，应用黄芩可以助正泄热而治疗。邪热停于中下焦导致的下利，是黄芩最擅长治疗的症状之一。

黄芩可以应用其苦味降邪的功效来治疗血瘀和水饮，所以古人谓其可以"逐水，下血闭"，提示黄芩的作用力量可以达于下焦。

附录：相关经方

黄芩汤

黄芩汤方由黄芩、芍药、甘草、大枣四味药组成。其中黄芩苦平、芍药苦平，两药均属于苦寒降法，兼以甘味的甘草、大枣，全方属于苦寒降法，用于治疗"阳盛"的实热证。

邪热停于人体的中焦、下焦，人体正气欲通过泻下的方式将邪气祛除，所以出现"自下利"的症状，此时用全方属于苦寒降法的黄芩汤助正降邪，则可邪去症已。

此方被称为古人治疗下利的祖方，古人在诸多苦寒药物中选择黄芩作为主要药物，可见黄芩有擅长治疗实热证下利的特性。

此方脉证以右手关、尺部出现太过脉为特征。

半夏泻心汤

半夏泻心汤方由黄芩、黄连、半夏、干姜、人参、甘草、大枣七味

神农
升降药法

药组成。方中黄芩一味药属于苦寒降法。

半夏泻心汤证的病机是邪气停于中焦，正邪相争，正气祛邪的方向表现为既向上攻邪又向下攻邪，向上攻邪表现为"呕"的症状，向下攻邪表现为"肠鸣""下利"的症状，而正邪交争的部位就在中焦，表现出"心下痞"的症状。这提示，人体正气欲通过升法与降法配合，从而将中焦的气滞"解开"，即古人所说的"解结"之法。针对这样的病机，半夏泻心汤方用黄芩、黄连助正降邪，药用半夏、干姜助正升邪，从而"解开"中焦之邪，再用人参、甘草、大枣补益中焦，从而达到邪去正复的治疗目标。

此方是黄芩与其他药物配合治疗疾病，而应用的就是黄芩本身的苦降功效。

由于是与其他药物配伍后应用，此方的脉证以右手不及脉为特征。

黄　柏

（药用部位：树皮；质地：疏松）

《神农本草经》：味苦，寒。主五脏肠胃中结热，黄胆，肠痔，止泄利，女子漏下赤白，阴阳蚀创。一名檀桓。生山谷。

《伤寒杂病论》：应用黄柏的代表方栀子柏皮汤、大黄硝石汤。

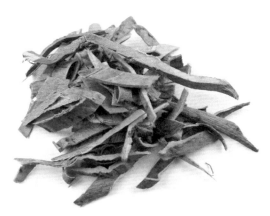

图 29　黄柏

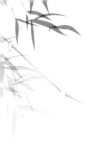

升降（阴阳盛衰）：降（阳盛）

黄柏又被称为蘗皮、蘗木，《神农本草经》中就记录为蘗木。

"蘗木，味苦，寒"，苦味与寒性均属于"降类"，黄柏多用于治疗"阳盛"的实热证。

黄柏的药用部位是干燥的树皮，颜色很黄而"可染"。

口尝黄柏的味道很苦，属于气味俱厚，寒性可清热，苦味可降下，古人用其降下实热之功效治病。

古人应用黄柏治病，就是应用其苦寒的性味可以敛降泄下实热，并且作用于人体的部位也比较广泛，所以谓其"主五脏肠胃中结热"。

正邪交争，表现为正气欲通过下利的方式将实热之邪祛除时，可以用黄柏助正降邪，从而起到"止泄利"的治疗效果。这里提示，黄柏的止利，一定是应用其唯一的苦寒降邪的功效，而绝不是收敛固涩之法，古人提示的治症属于经验总结，而不能作为药物功效的本质。

病机（病性病位）：中焦、下焦

"肠痔，女子漏下赤白，阴阳蚀创"这些症状的病机属于下焦实热证者，用黄柏可以苦寒降热而治。

实热停于中焦导致的"黄胆"，黄柏可以助正泄热而治。"黄胆"即黄疸。

从古人对于黄柏治症的总结来看，黄柏擅长降泄下焦的实热，作用部位更擅长于下焦。

黄芩、黄连、黄柏都是苦寒药，口尝三药，苦的程度还是有差异，黄连比黄芩更苦，而黄柏比黄连还要苦。苦味降下，从苦的程度看，相对黄芩可以作用于上焦，黄连可以作用于于中焦，黄柏更能作用于人体的下焦。

栀子柏皮汤

此方由黄柏、栀子、甘草三味药组成。全方属于苦寒降法，用药治疗"阳盛"的实热证。

邪热内停，热势上涌正邪相争，而表现为"身黄发热"，药用苦寒的黄柏、栀子，敛降邪气而愈。

此方提示，对于黄疸症状，黄柏是古人常用之药，属于实热证者多有应用机会。

此方脉证以右手出现太过脉为特征。

大黄硝石汤

大黄硝石汤方由大黄、黄柏、硝石、栀子四味药组成。全方属于苦寒降法，用于治疗"阳盛"的实热证。

邪热停于下焦的腹部，正邪交争，出现"腹满"的症状，正气欲通过降下的方式祛除邪气，所以出现"小便不利而赤"，热势较重而上涌，表现为"自汗出"，药用苦寒大黄硝石汤降下邪气而治之。

此方脉证以右手出现太过脉为特征。

栀　子

（药用部位：果实；质地：轻）

《神农本草经》：味苦，寒。主五内邪气，胃中热气，面赤，酒泡，皶鼻，白赖，赤癞，创疡。一名木丹。生川谷。

《伤寒杂病论》：应用栀子的代表方栀子豉汤、栀子厚朴汤。

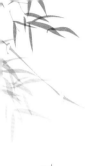

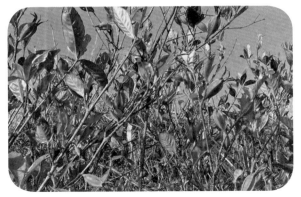

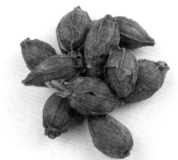

图 30　栀子

升降（阴阳盛衰）：降（阳盛）

栀子在《神农本草经》中记录为卮子。

"栀子，味苦，寒"，苦味与寒性均属于"降类"，栀子用于治疗"阳盛"的实热证。

苦寒的药物由于擅长敛降，所以作用于人体后，很容易将敛降的作用直接到人体偏于下的中焦、下焦。苦寒的栀子，虽然药用的部位是种子，但质地较轻，可以将苦寒的作用发挥到人体的上焦。当然，栀子的作用于人体的部位也比较广泛，也可以涉及中焦和下焦，

栀子的特性是擅长敛降有上逆之势的热邪。

病机（病性病位）：上焦、中焦、下焦

栀子可以对人体多部位存在的热邪敛降治之，因为涉及的范围比较

广，古人云其可以治疗"五内邪气"。

"胃中热气"指患者病机为中焦实热证，"火性炎上"，热邪壅盛而炎上，可以出现"面赤，酒泡，皶鼻，白癞，赤癞"等症状，应用苦寒质轻的栀子，可以将上逆的邪热敛降而祛除之。古人在这里记录了多个病名，可以涉及当今临床常见的比如面部皮炎、痤疮、玫瑰痤疮、头癣等，其共同特点是均为头面部疾病，并且其病机均为热邪上涌所致，这是栀子擅长的治症。

"创疡"需要用苦寒药物敛降清热者，有选用栀子的机会。

附录：相关经方

栀子豉汤

栀子豉汤由栀子与淡豆豉配伍组成。方中两药均为苦寒，能够敛降实热，属于苦寒降法，用于治疗"阳盛"的实热证。

栀子豉汤证的病机为上焦实热证。邪热停于上焦，正邪交争，所以出现"心中懊憹"、"心中结痛""但头汗出"、"胸中窒"等症，热邪上涌，可以出现"虚烦不得眠""烦热"等症，药用苦寒而质轻的栀子、淡豆豉，擅清上焦之热，从而敛降治之而愈。

栀子豉汤的脉证以右手寸部太过脉为特征。

栀子厚朴汤

栀子厚朴汤方有栀子、厚朴、枳实三味药配伍组成。全方属于苦寒降法，用于治疗"阳盛"的实热证。

实热之邪停于中、下焦的腹部，正邪交争出现"腹满"的症状，邪热势盛而上涌，表现出"心烦""卧起不安"的症状，药用苦寒的栀子、枳实敛降上涌之热，配厚朴以宽腹满之症，邪去正安而愈。

此方脉证以右手太过脉为特征。

第二节 治疗"气滞、血瘀、水湿痰饮"药物（芍药、牡丹皮、猪苓、泽泻、滑石、甘遂、水蛭、桃核仁）

芍 药

（药用部位：根；质地：重）

《神农本草经》：芍药，味苦，平。主邪气腹痛，除血痹，破坚积，寒热，疝瘕，止痛，利小便，益气。生川谷及丘陵。

《伤寒杂病论》：应用芍药的常用经方如芍药甘草汤、桂枝汤、桂枝加芍药汤。

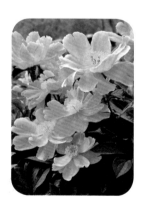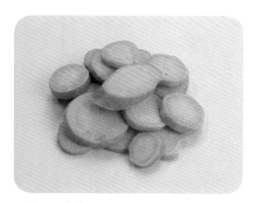

图 31　芍药

升降（阴阳盛衰）：降（阳盛）

"芍药，味苦，平"，苦、寒为降，且芍药质重，药用部位是根部，故芍药属于"降类（阳盛、阴虚）"。

应用芍药的常用经方有桂枝汤、桂枝加芍药汤、芍药甘草汤。有人会提出疑问：为什么"桂枝汤"增加了芍药的用量，竟然连方名都更改为"桂枝加芍药汤"了？

因为，"桂枝汤"为升，而"桂枝加芍药汤"为降。"芍药甘草汤"亦为降。

桂枝汤倍用芍药后，就是桂枝加芍药汤，全方就变为降法，用于敛降在上、在表的气血，达里而补虚或降邪。

单就芍药本身来说，为治以"降法"之本草。

虽然"桂枝汤"内包含芍药，但经过综合配伍之后，"桂枝汤"为升。

那么，芍药为降，到底偏于"阳盛"还是"阴虚"？

芍药可"除血痹，破坚积"，偏于泄实，即为"阳盛"。

而芍药甘草汤，用芍药与甘味的甘草配伍，就可以敛降正在耗伤的津液，从而达到补虚的效果，即为治疗"阴虚"。

芍药本身没有直接"益气"之效，对于虚证患者，反而有泄气伤气之弊。古人此处指出芍药可以"益气"，是指配合其他药物应用，可以达到益气的结果。比如小建中汤中重用芍药，就是用芍药来敛降过于上行而耗伤之气，这里的益气，也是通过敛降的功效达到的治疗效果。由此也可见，如果仅依靠古人提示的中药治症，而没有通过升降阴阳的功效进行领会，不但不容易理解，反而容易误导临床的实际应用。

病机（病性病位）：上焦、中焦、下焦

芍药的药用部位为根部，质地也重，与人体的下部对应，因此，可以敛降留滞于下部的邪气。

由于芍药的气和味均相对较薄，所以经方中经常用芍药与桂枝配伍，用于敛降在表（上焦）之气。

邪气留滞于下部，正邪相争而引起腹痛的症状，芍药擅长降下邪气，故可以治疗"邪气腹痛"。

芍药降下入于血之邪，邪去则血安，所以古人谓芍药可以"除血痹"，对血瘀证有下血的治疗作用。

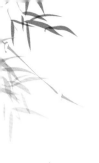

芍药"破坚积、疝瘕、止痛",均为芍药能够降下邪气表现出的治疗效果。临床中,往往是用芍药与其他药物配伍来治疗此类病症。

芍药敛降气血向下而行,降邪气由下而出,故有"利小便"之功。

芍药治疗"寒热",可以通过下文讲解桂枝汤的相关内容领会。

附录:相关经方

芍药甘草汤

芍药甘草汤由等量的芍药与甘草配伍组成,其中芍药苦平,属于降法,甘草甘平,重在补益,两药相配,全方属于降法。

芍药甘草汤擅长治疗"脚挛急",其原理在于芍药甘草汤证的病机,是由于过于多汗等原因,导致中下焦的津液虚,下肢缺乏津液的濡养而出现功能失常,表现为脚挛急,此时,用芍药甘草汤敛降津液,即可缓解症状。此方也擅长治疗腹痛,适用于局限在中焦、下焦的阳气虚、津液虚导致的腹痛,同样是应用此方的敛降之功。

由于芍药甘草汤能够治疗津液虚,所以后世根据治疗效果,将苦味的芍药改成酸味,将芍药甘草汤总结为酸甘化阴,实际上,这也是把结果当成了本质。

桂枝汤

众所周知,桂枝汤具有发汗的作用,发汗的方自然属于升法。但是,从组方的结构看,桂枝汤方中辛温的桂枝属于升法,苦平的芍药属于降法,二药配伍看似还难以明确治疗的方向,结合甘草、大枣均为补益的甘味药,但生姜是辛温升法之药,全方配伍属于明确的升法,而非升降并用。

桂枝汤为何如此配伍呢?桂枝汤证的病机是正邪交争于表,邪气欲攻入人体,而正气奋力由里向外抗邪,因正气不足,一方面难以祛邪外出,另一方面,还导致自汗、漏汗,这就是典型的桂枝汤证。

桂枝汤证治疗的方法，如果是一味地帮助正气由内向外散邪，则自然会更加耗伤气血，加重自汗、漏汗，如果仅仅是收敛自汗，则一定会导致闭门留寇。因此，方中用辛温的桂枝、生姜，鼓动内部气血上升外达散邪，用苦平的芍药一方面控制辛温发汗的力量，一方面针对自汗敛降气血，使得外达的气血完成散邪后仍能敛降到体内循环，而避免耗伤，另外配以补益气血的甘草、大枣，从而达到散邪而避免过于伤正的治疗目的。但是，虽然如此，全方仍旧属于辛温升法，无适应证者不可滥用。

桂枝汤的脉证以左寸部浮位最有力为特点。

桂枝汤有调动气血之功，能够起到调动人体内部、下部气血达于外部、上部，除有外感邪气的情况外，还可以广泛地应用。也可以这样领会，桂枝汤中的桂枝能够促进动脉血外达，芍药能够促进静脉血回流，也颇符合临床实际。

牡丹皮

（药用部位：根；质地：疏松）

《神农本草经》：味苦辛，寒。主寒热，中风，瘛疭，痉，惊痫，邪气，除癥坚，瘀血留舍肠胃，安五脏，疗痈创。一名鹿韭，一名鼠姑。生山谷。

《伤寒杂病论》：应用牡丹皮的代表方大黄牡丹汤、桂枝茯苓丸。

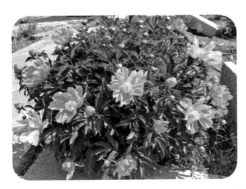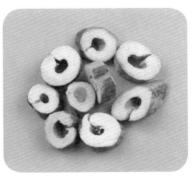

图32　牡丹皮

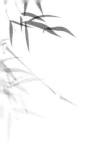

升降（阴阳盛衰）：降（阳盛）

《神农本草经》中记录牡丹皮为牡丹。

"牡丹，味苦辛，寒"，味苦与性寒均属于"降类"，可以用于治疗"阳盛"的瘀血证、实热证。

《神农本草经》记载，牡丹皮的味中除了苦以外，另有辛味，而以苦为主，略带辛味的牡丹皮，质地疏松，提示动气的能量比较多。

牡丹皮的药用部位是根部，与人体下焦对应，擅长治疗人体下焦的疾病。

牡丹皮主要以苦寒的性味决定治疗的方向属于"降类"，另有擅长"治血"的特性，对于下焦瘀血证需要用降法治疗者，多有应用的机会。

牡丹皮也可以苦寒降热，尤其是瘀血化热、血热互结者尤为适合。

病机（病性病位）：中焦、下焦

古人记录的"瘀血留舍肠胃"提示下焦、中焦瘀血证的病机，对于用降法擅长治疗瘀血证的牡丹皮非常适合。

瘀血与其他邪气互结形成的癥瘕积聚、痈肿，牡丹皮可以下瘀血而降热，故称其可以"除癥坚""疗痈创"。

邪热与瘀血互结，热邪及血瘀均会伤及阴津血，从而出现"瘛疭，痉，惊痫"的症状，药用牡丹皮对邪热与瘀血均有降下治疗之功。

邪热即"邪气"，牡丹皮可以降下邪热，从而治疗"寒热，中风"，达到"安五脏"之效。

由上可见，牡丹皮就是一味苦寒降下邪气之药，擅长下瘀血、降热邪。

附录：相关经方

大黄牡丹汤

大黄牡丹汤方有牡丹皮、大黄、冬瓜子、桃仁、芒硝五味药组成。

全方属于苦寒降法，用于治疗"阳盛"的实热证、瘀血证。

大黄牡丹汤的病机是下焦实热证、瘀血证。邪热和瘀血互结于下焦，所以出现"肠痈"，表现为"少腹肿痞，按之即痛如淋"，由于邪热内盛，表现为"时时发热，自汗出"，方用大黄牡丹汤攻下邪热，则诸症自平。

此方中苦寒的芒硝、苦味冬瓜子擅长降热，大黄、牡丹皮、桃仁既能降热又能下血，特别是牡丹皮更擅于攻下瘀血，所以全方配合，既能达到"有脓当下"的治疗效果，也可能会出现"下血"。

此方脉证以右手尺部太过脉为特征。

桂枝茯苓丸

桂枝茯苓丸用于治疗下焦瘀血证，全方属于苦寒降法，用于治疗"阳盛"的瘀血证。方中牡丹皮是实现下瘀血功效的主要药物。

猪 苓

（药用部位：根；质地：致密而韧）

《神农本草经》：味甘，平。主痎疟，解毒蛊注不祥，利水道。久服轻身，耐老。一名猳猪屎。生山谷。

《伤寒杂病论》：应用猪苓的代表方猪苓汤。

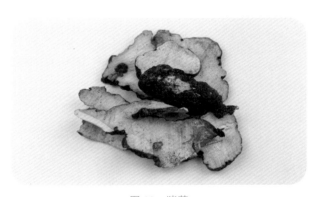

图 33　猪苓

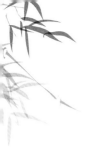

升降（阴阳盛衰）：降（阳盛）

"猪苓，甘，平"，但猪苓属于"降类"，可以用于治疗"阳盛"的水饮证。

辛味甘平一般为"升类"，为何猪苓却是属于"降类"呢？

古人虽然记录了猪苓的客观性味是甘平，但是属于气味俱薄，其发挥治疗的作用的偏性难以通过性味进行准确表述。

猪苓属于菌类，其块黑，似猪矢，所以被人称为"野猪屎"。时珍曰："马屎曰通，猪屎曰零（即苓字），其块零落而下故也。"

猪苓的药用部位是地下的菌核，因此主要是吸收大地能量。猪苓具有喜冷凉、阴雨、湿润，怕干旱的特点，兼以猪苓质地致密而韧，所以其存储大量降气的能量。

因此，进一步认识猪苓的性味，可以为味淡而微寒且质重，属于"降类"。

猪苓通过降下的作用，其特性是擅长降下水饮之邪。

猪苓与茯苓均属菌类，均可治水，性状也很相似，临床鉴别两药应加深认识。

茯苓多生于松树下，猪苓多生于枫树下，前者得天的能量多，属"升类"，后者得大地的能量多，属"降类"。茯苓属于引导无形的水气向上走，猪苓属于有形的水气向下走。

由于猪苓的药用部位是地下部分，且药力下行，所以治疗人体疾病，擅长作用于对应的中焦、下焦。

病机（病性病位）：中焦、下焦

猪苓的特性是擅长降下水饮之邪，所以古人客观地记录其可以"利水道"，另外记录的"解毒蛊注不祥"，也是"利水道"这个功效达到的治疗效果。

水饮之邪得以降下，可以"轻身"，当今也有许多研究用猪苓来降多种生化指标，古人记录其可以"久服轻身，耐老"。这里需要强调，临床应用中药，一定要符合相应的辨证治疗方向才有应用的机会，仅根据其治症或经验应用，往往会适得其反。

从古人的记录看，猪苓主要用于降下水饮之邪。

附录：相关经方

猪苓汤

猪苓汤方由猪苓、茯苓、泽泻、阿胶、滑石五味药组成。全方属于降法，用于治疗"阳盛"的水饮证。

猪苓汤的病机是水饮内停而伤阴，可总结为水饮证、阴虚证。水饮内停，人体正气欲降下水饮而不能，所以出现"小便不利""下利"；"渴"是水饮内停导致阴津血受损的症状；阴液受损，虚热上扰而引气上行，所以出现"呕""咳""心烦不得眠""脉浮""发热"等症状。此时用猪苓汤既能降下水饮，又能滋养阴液，并且利水而不伤阴而治疗。

猪苓汤证的病机相对比较复杂，临床表现的症状也繁杂，临床应用以脉证合参，才能执简驭繁。

此方脉证以右手尺部太过脉为特征。

泽 泻

（药用部位：根；质地：致密而韧）

《神农本草经》：味甘，寒。主风寒湿痹，乳难，消水，养五脏，益气力，肥健。久服耳目聪明，不饥，延年，轻身，面生光，能行水上。一名水泻，一名芒芋，一名鹄泻。生池泽。

《伤寒杂病论》：应用泽泻的代表方泽泻汤、五苓散。

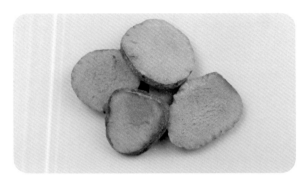

图 34　泽泻

升降（阴阳盛衰）：降（阳盛）

"泽泻，甘，寒"，属于"降类"，可以用于治疗"阳盛"的水饮证。

泽泻这味药如果仅从古人记录的性味，很难认识其具体治疗作用。面对多种多样且各具特点的药物，仅仅通过性味就全部精确地表述，是有不可解决的难度的。这也是我们将对药物的认识扩展到"性、味、质、部、特"五个角度综合考量的原因。

从泽泻的性寒来看，泽泻属于"降类"，能够降热，可以用于实热证。而泽泻被古人作为药物应用，主要是根据其特性。

泽泻古人又称为"水泻"，从名称上看，古人就认识到泽泻的特性是泻下水饮。

我们观察自然界中的泽泻，其属于一种水生植物，并且喜欢生长在"脏水"中，虽然生长的环境很"脏乱差"，但是却能保持自身的"出淤泥而不染"，水培的泽泻，能够将"脏水""吸附"净化，这也是泽泻的特性。泽泻作用于人体，就可以协助人体将自身的"废水""脏水""泻"下来。

因此，泽泻就是一味泻水之药。

病机（病性病位）：中焦、下焦

泽泻的药用部位是根部，且性寒，所以擅长作用于人体的中焦、下焦。

古人客观地记录了应用泽泻"消水"的治疗作用。

泽泻可以"消水"，所以对"风寒湿痹"中的水湿之邪有降下作用，这种水湿之邪既包括在表的水湿，也包括在里的水湿。

对于水饮证导致的"乳难"，泽泻同样是通过"消水"而起到治疗作用。

同样，泽泻也是以"消水"的功效，可以达到"养五脏，益气力，肥健，久服耳目聪明，不饥，延年，轻身，面生光"的效果。

古人更是用"能行水上"来夸张地表达其"消水"功效作用于人体后，达到的"轻身"效果。

由上可见，古人对于泽泻的应用，反复强调其降下水饮的功效。

附录：相关经方

泽泻汤

泽泻汤方由泽泻、白术两味药组成，泽泻与白术的用量配比是5∶2。全方属于降法，用于治疗"阳盛"的水饮证。

泽泻汤方证的病机是"心下有支饮"，心下就是中焦，即中焦水饮证。在水饮证的病机中，支饮是人体欲通过升降两种方式祛除的水饮，所以表现为水饮分别向上、向下而欲出的症状。而此方证主要表现为人体欲通过向上升散的方式祛除水饮，即"其人苦冒眩"的症状。如果仅从古人记录的症状表现上看，用药的方向应当是助正向上、向外升散水饮之邪，而实际上，泽泻汤方中用白术（苍术）可升散水饮，同时重用泽泻敛降水饮，全方是降下水饮的治疗方向。

之所以出现症状表现与治疗方向不同的情况，主要是症状记录不全面，古人只是重点记录了方证中特殊的症状，泽泻汤证的特殊方证表现就是"冒眩"。因此，判断泽泻汤证的治疗方向，要重点依据脉证，泽泻汤证表现为右手关部太过脉为特征，根据脉证表现，就可以确定降下

水饮的治疗方向。

五苓散

五苓散方由泽泻、白术、茯苓、猪苓与桂枝五味药组成。全方属于降法，用于治疗"阳盛"的水饮证。

五苓散方中最重用的泽泻为"降类"，另有猪苓为"降"类，桂枝、茯苓、白术为"升类"，诸药配伍，属于降中有升，以降为主。

五苓散证的病机是中焦或下焦水饮证兼夹上焦实寒证，即外邪里饮，其中以里饮为主，外邪为次。临床五苓散证多见于素有里饮之人感受外邪，或者是外感之人经误治而成。

水饮停于中焦，所以表现为"心下痞"，水饮停于下焦，则表现为"脐下悸"。水饮内停导致津液不得上承，表现为"渴"。正邪交争，正气欲通过敛降和升散两个方向来解内停之水饮以及外感的邪气，向上升散就出现"呕""悸""微热""脉浮""烦""身疼痛"等症，向下敛降就出现"小便不利"的症状，应用药物治疗的方向就应当是助正而升降结合，即"利小便，发汗"，五苓散方就是如此通过降中有升，升降结合的方式治疗此方证。

五苓散的脉证以右手关部及左手寸部太过为特征，并且是右手关部太过的程度要大于左手寸部太过的程度。仲景书中对五苓散的脉证表述为"浮数"，具体为左手寸部"浮"及右手关部"数"。

滑 石

（药用部位：矿物；质地：重）

《神农本草经》：味甘，寒。主身热泄澼，女子乳难，癃闭。利小便，荡胃中积聚寒热，益精气。久服，轻身，耐饥，长年。生山谷。

《伤寒杂病论》：应用滑石的代表方猪苓汤、蒲灰散。

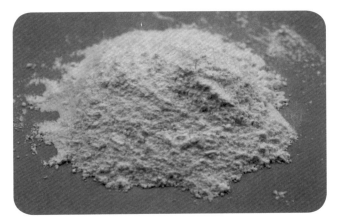

图 35 滑石

升降（阴阳盛衰）：降（阳盛）

"滑石，甘，寒"，属于"降类"，可以用于治疗"阳盛"的水饮证、实热证。

滑石味甘，但甘味很薄，而影响滑石作用于人体功效的主要是滑石的质地。滑石属于矿物，质地重，服用煎煮的滑石后，以其重的质地和寒性敛降人体的气机，也能够降下邪气。

滑石性寒而质重，可以治疗"阳盛"的实热证。

顾名思义，滑石的手感非常滑利而细腻，古人根据其性状并结合实际应用，总结滑石有"性滑利窍"的功效。因此，滑石具有擅长通过敛降的方式治疗水饮证（湿证）的特性。

后世方六一散，就是以滑石、甘草以 6∶1 的比例配伍组成，方中重用滑石就是用其既能降热又能降湿（水饮）的功效。

病机（病性病位）：

《神农本草经》对滑石治症的记录，也完全是围绕其可以降下水饮和清降实热这两个功效。

滑石通过降下水饮的功效，可以"利小便"，从而治疗"癃闭"。

滑石通过清降实热的功效，可以"荡胃中积聚寒热"。

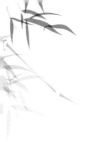

通过以上两个功效，可以治疗"身热泄澼"。

滑石通过质重敛降，可以治疗"女子乳难"。

祛邪就是扶正，滑石祛邪就可以达到"益精气"的治疗结果。

至于类似"久服，轻身，耐饥，长年"这样的总结，是《神农本草经》中经常出现的，原因在于古人比较注重道家的服药养生，像滑石这样质重的矿物能够让人体的气安静下来。但当今临床应用时，这些记录只可仅供参考，而不能将滑石这样的药物作为养生之品服用，仍应根据辨证选用，如果选用得当，治疗有效，自然可以起到"长年"的最终效果。

附录：相关经方

猪苓汤

猪苓汤是用于治疗"阳盛"水饮证的一张方，全方属于降法。方中滑石甘寒而质重，就是起到降下水饮作用的主要药物之一。

蒲灰散

蒲灰散方由滑石与蒲灰两味药组成。全方属于降法，用于治疗"阳盛"的水饮证。

此方病机为下焦水饮证、实热证。

方中蒲灰甘平而擅利小便，滑石甘寒而质重，既能利小便又能清降实热，两药合用，即可用于此方证的治疗。

蒲灰散方的脉证以右手尺部太过脉为特征。

甘 遂

（药用部位：根；质地：疏松）

《神农本草经》：味苦，寒。主大腹疝瘕，腹满，面目浮肿，留饮宿食，破癥坚积聚，利水谷道。一名主田。生川谷。

《伤寒杂病论》：应用甘遂的代表方十枣汤、大陷胸汤。

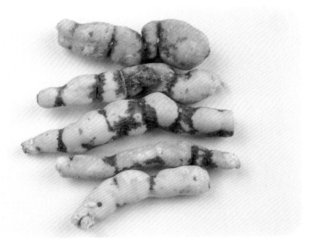

图36 甘遂

升降（阴阳盛衰）：降（阳盛）

"甘遂，味苦，寒"，味苦及性寒均属于"降类"，可用于治疗"阳盛"的水饮证、实热证、气滞证、食积证。

甘遂性寒味苦，自然属于"降类"。甘遂的药用部位是根部，其作用力量可以达到中焦和下焦，其质地疏松，提示存储了大量动气的能量，作用于人体后反应剧烈。

145

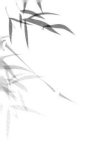

病机（病性病位）：

甘遂属于气味俱厚，属于攻逐峻下的一味药。正是由于其动气的能量很足，所以作用于人体的部位非常广泛，可以涉及上焦、中焦和下焦。

甘遂攻下的力量很强，因此无论是水饮、实热、气滞、食积，应用甘遂均有攻下之功，但其特性是更擅长攻逐降下水饮。

由于甘遂的性质非常峻烈，所以被后世称为"有毒"，临床应用时应注意剂量不可过大，中病即止，避免峻下而上气、耗气。

甘遂擅长攻逐降下水饮，并且其作用的部位广泛，所以对于水饮内停导致的"腹满，面目浮肿，留饮"攻下祛除之。

甘遂峻烈的攻下之性，还能峻下食积证的"宿食"；还能攻下多种病机导致的"大腹疝瘕"，所以能"破癥坚积聚，利水谷道"。

由上可见，虽然甘遂一药的治症诸多，且可以涉及人体的多个部位、多个病机，但均不离其攻逐降下的功效。

附录：相关经方

十枣汤

十枣汤方由甘遂、大戟、芫花、大枣四味药组成。全方属于苦寒降法，用于治疗"阳盛"的水饮证。

十枣汤的病机是上焦、中焦水饮证，被仲景称为"悬饮、支饮"。水饮停于上焦，所以表现为"胸痛""心痛""脉弦"；不但有上焦水饮证，在中焦也有一定程度的水饮存在，还会有"心下痞硬满""胁下痛"等症。正邪交争，正气攻冲水饮，会出现"呕""头痛""短气""咳烦"等症。仅仅根据正邪交争反应的方向看，还难以确定正气最终祛邪的方向，而脉证就客观地指出了用药应当助正祛邪的方向。

十枣汤的脉证表现有右手寸部太过脉。这明确提示治当用苦寒下法，针对水饮证的病机，可以选用十枣汤。

十枣汤方中甘遂、大戟、芫花均为峻下逐水之品，兼以相对用量最大甘味的大枣，全方助正攻下水饮而治。方中大枣有两个功效，一方面可以改善峻烈药物的口感，从而避免服后即吐，难以使得攻下药物发挥功效；另一个方面，是将使得药物的功效缓和固定，避免直中中下焦，以利于其对上焦的水饮邪气发挥作用。

经方大黄甘遂汤，方中甘遂就是用于攻逐下焦的水饮。

大陷胸汤

大陷胸汤方由大黄、芒硝、甘遂三味药组成。全方属于苦寒降法，用于治疗"阳盛"的实热证、水饮证。

大陷胸汤证的病机是上焦、中焦和下焦的实热证、水饮证。

大黄、芒硝、甘遂均为攻下之品，三药合用，对于实热、水饮以及其他邪气导致的实证，均有峻烈的攻下之效，但方中针对水饮证擅长攻下的药物，是甘遂。

大陷胸汤的脉证以右手太过脉为特征。

水　蛭

（药用部位：全虫；质地：硬）

《神农本草经》：味咸，平。主逐恶血、瘀血、月闭，破血瘕积聚，无子，利水道。生池泽。

《伤寒杂病论》：应用水蛭的代表方抵当汤。

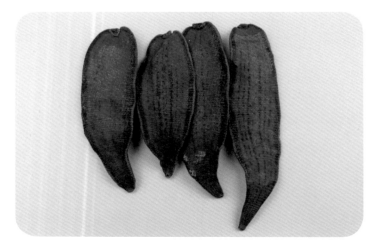

图 37　水蛭

升降（阴阳盛衰）：降（阳盛）

"水蛭，味咸，平"，咸味属于"降类"，可用于治疗"阳盛"的血瘀证。

"咸味涌泄为阴"，咸味能够降气，故咸味的水蛭属于降法。

水蛭的特性是擅长治疗血瘀证，并且是通过降的力量来下瘀血。

水蛭是一种吸血环节动物，被水蛭叮咬时，没有明显疼痛的感觉，并且会引起被叮咬的部位不容易凝血，好像水蛭这种动物身上有对抗血瘀的能量，因此，古人多用水蛭来治疗血瘀证。

水蛭攻下瘀血的力量较强，作用于人体的部位也比较广泛，无论是上焦还是中下焦的血瘀证都有应用的机会。

病机（病性病位）：

水蛭擅长降下瘀血，所以能够"逐恶血、瘀血、月闭，破血瘕积聚"。

对于下焦血瘀证引起的"无子"，水蛭能够通过攻下瘀血而治疗。

对于下焦血瘀证引起的小便不利，水蛭能够通过攻下瘀血而起到

"利水道"的治疗效果。

附录：相关经方

抵当汤

"抵当"是水蛭的别称，抵当汤方名的意思就是重在用水蛭治疗的一张方。

抵当汤全方由水蛭、虻虫、大黄、桃仁四味药组成。全方属于苦寒降法，用于治疗"阳盛"的血瘀证。

抵当汤证的病机是下焦血瘀证。

瘀血作为一种邪气停于人体下焦，正邪交争，就会出现"少腹硬满""脉沉结""不大便""经水不利下"等症状，瘀血停滞，会影响人的神经系统，容易出现"善忘"等症状，此时用抵当汤四药合用，攻下瘀血，则诸症可除。

血瘀证容易引起"善忘""如狂"等精神情志类疾病，这里面的道理还众说不一，笔者认为，大概与"血不利则为水"有关。

桃核仁

（药用部位：种子；质地：重）

《神农本草经》：味苦，平。主瘀血，血闭，瘕邪，杀小虫。桃花，杀注恶鬼，令人好颜色。桃枭，微温。主杀百鬼，精物。桃毛，主下血瘕寒热，积寒无子。桃蠹，杀鬼，邪恶不祥。生川谷。

《伤寒杂病论》：应用桃核仁的代表方桃核承气汤、苇茎汤。

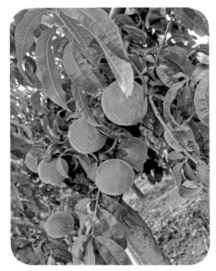

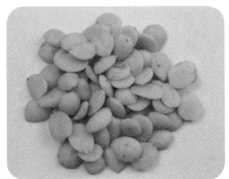

图38 桃核仁

升降（阴阳盛衰）：降（阳盛）

"桃核仁，苦，平"，桃核仁即桃仁，属于"降类"，用于治疗"阳盛"的血瘀证。

桃仁属于种子类药材，味苦能够敛降气机，平即微寒，属于"降类"。

桃仁的果壳很厚，桃仁能够破壳而出生长，可见其存储了大量"破"气血的能量。

所以，桃仁具有破血、降血而治疗血瘀证的功效。

桃仁味苦，可以清热，所以仅用桃仁治疗血瘀证，以伴有实热证的血瘀证最为适用。

桃仁的药用部位是种子，质重而能够作用于人体的深部，可以达到中焦、下焦。

桃仁多油脂而润，也有一定的滋润养阴的作用。

桃仁以及桃树的其他取材部位，被古人赋予了特殊功效的色彩，认为其有"杀注恶鬼"等功效，当今许多地区用桃木制品来辟邪等。笔者考虑，这大概与桃仁擅长治疗血瘀证，而许多精神情志类疾病与血瘀证的病机有关。

病机（病性病位）：

桃仁擅长破血逐瘀而下血，并且药用部位是种子而质重，可以作用于人体的下焦，所以古人谓其"主瘀血，血闭，瘕邪"。

桃仁可用于治疗血瘀证，而血瘀证容易引起精神类症状，古人认为其与蛊毒等有关，所以谓其可以"杀小虫"。

与桃仁同样来自桃树的桃花，具有和桃仁相似的功效，所以古人谓其可以"杀注恶鬼"。针对血瘀证引起的面部色斑，由于桃花的药用部位擅长将药物力量作用于人体的上部，所以可以通过治疗血瘀证而"令人好颜色"。

"桃枭"即经冬不落的干桃子，"桃毛"即桃子上附着的绒毛，"桃蠹"即食桃树的蠹虫，三者因与桃仁有关，古人总结其具有与桃仁相似的功效，从病机上可以治疗血瘀证，从治疗症状上，古人总结为"杀百鬼，精物""下血瘕寒热，积寒无子""杀鬼，邪恶不祥"。

从古人的记录看，桃仁通过擅长治疗血瘀证，可以治疗许多精神情志类疑难疾病。

附录：相关经方

桃核承气汤

桃核承气汤方中的桃仁，既能攻下瘀血治疗血瘀证，也能苦平清降实热。

苇茎汤

苇茎汤方由桃仁、苇茎、薏苡仁、瓜瓣四味药配伍组成。全方属于苦寒降法，用于治疗"阳盛"的实热证。

此方为仲景书中治疗肺痈的代表方。肺痈的病机属于上焦实热证，所以症状表现为"咳有微热烦满"，"胸中甲错"提示另有血瘀证的病机，所以在应用苦寒降热药物的基础上，另外加入既能降热又能逐瘀的桃仁。

苇茎汤的脉证以右手太过脉为特征。

第二章

治疗"阴虚"药物

第一节　治疗"虚热"（阴虚）药物（干地黄、百合、龙骨、牡蛎、甘草、胶饴）

干地黄

（药用部位：根；质地：重）

《神农本草经》：味甘，寒。主折跌绝筋，伤中，逐血痹，填骨髓，长肌肉，作汤除寒热积聚，除痹。生者尤良。久服轻身，不老。一名地髓。生川泽。

《伤寒杂病论》：应用地黄的代表方肾气丸、防己地黄汤。

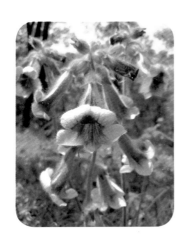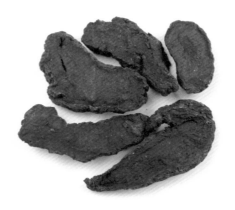

图 39　干地黄

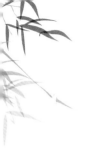

升降（阴阳盛衰）：降（阴虚）

"干地黄，甘，寒"，甘寒属于"降类"，可用于治疗"阴虚"的阴虚证。

《神农本草经》与《伤寒杂病论》中的地黄指地黄的鲜药，干地黄指生地黄的饮片，即当今临床所用的生地。

地黄性寒能够降气，兼以质地重，均属于"降类"，地黄味甘补益，属于气薄而味重，故其针对病症的病机属于"降类"的"阴虚"。

地黄被古人称为"地髓"。观察地黄植株的特点，以地上部分不大，而地下的根茎却相对很大为特点，提示这味药重在吸收存储了很多大地能量的"精髓"，地黄形状饱满，质润多汁，这是地黄擅长补阴的原因。大地的能量能够令人安静，兼以性寒，所以地黄也能敛降由于阴虚导致的"虚热"。

地黄的药用部位是根部，兼以质重，所以能够将补益的力量作用于人体的下焦，从而"填补"人体下焦的阴虚。同样的道理，地黄也能够作用于人体最内部的"骨髓"，从而发挥补益之功。

地黄性寒，而经过反复蒸制、晒制的地黄，就成为熟地，经过热制的熟地，其寒性就变成温性，而补益之力增加。

病机（病性病位）：

地黄功擅补益，且特别擅长将补益之力作用于人体最内部的"骨髓"和脏腑，所以古人称其可以"填骨髓"，从而治疗"折跌绝筋"，也能治疗"伤中"。"伤中"指内脏的损伤。

由宋代名家钱乙创制的经典名方六味地黄丸，方中重用熟地黄，最初就主要用于治疗小儿"解颅"病，即婴儿囟门迟迟不能闭合，就是应用了地黄的这个功效，通过"填骨髓"而治疗骨骼发育迟缓的症状。

"长肌肉"也是地黄补益功效的体现。

由于阴血亏虚导致的气血循行不畅，应用地黄补益的功效可以治疗，所称其可以"逐血痹""除痹"。

"寒热积聚"这个症状中存在阴虚病机时，应用地黄既能养阴，又能敛降虚热，所以古人谓其可以"除寒热积聚"。

地黄擅长补益，对于适用证者，自然可以达到"久服轻身，不老"之效。

由上可见，地黄擅长补益人体下焦、"骨髓"，属于养阴的治法。

附录：相关经方

肾气丸

肾气丸方由干地黄、薯蓣、山茱萸、泽泻、茯苓、牡丹皮、桂枝、附子八味药配伍组成。方中重用甘寒的干地黄，全方属于甘寒降法，用于治疗"阴虚"的阴虚证。

肾气丸证的总体病机是下焦阴虚证。

下焦阴虚的病机，可以导致"虚劳腰痛"、"消渴"的症状，在下焦阴虚的基础上，另有水饮停于下焦，就可以出现"小便反多"、"小便不利"、"不得溺"、"短气"等症状，重用甘寒的干地黄兼以薯蓣、山茱萸以养阴，兼用茯苓、泽泻、丹皮以利小便，则切中病机，诸症可除。

此方虽然也用少量辛温的桂枝、附子，目地是牵制地黄等品的寒性，使得养阴而不伤阳，古人原方用酒送服肾气丸，也是这个目的，但全方仍旧属于以补益下焦之阴为主。

后世以此方名为肾气丸，从而认为其治疗病机为"温补肾阳"，这种认识是错误的，也是不符合临床的。当然，如果加大方中桂枝、附子的用药比例，也可以达到阴阳双补下焦的治疗目的。

肾气丸的脉证以左手尺部不及脉为特征。

肾气丸方去桂、附，将其中的干地黄调整为熟地黄，就是我们都非常熟悉的六味地黄丸。去桂、附之温，而用炮制的方法将甘寒的地黄改

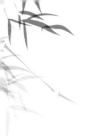

变为甘而不寒的熟地，同样是用于治疗下焦阴虚证。

防己地黄汤

防己地黄汤方由生地黄、防己、防风、桂枝、甘草五味药配伍组成。全方属于甘寒降法，用于治疗"阴虚"的阴虚证。

防己地黄汤的病机是下焦阴虚证。由于下焦阴虚的程度较重，导致虚的"阴津血"难以敛降正常的"阳气"，从而出现阳气浮越上扰表现出的"病如狂状，妄行，独语不休"以及"其脉浮"的症状。由于"脉浮"多为外邪侵袭所致，而本证并无其他的邪气干扰，所以古人谓之"无寒热"，就是提示我们，这里的"脉浮"是阴虚所致的阳气浮越，而非外邪侵袭的脉诊表现。

方用防己地黄汤，其中重用生地黄二斤，一方面可以滋补阴液，另一方面甘寒敛降浮越上扰的阳气；另外用寥寥几分的防己、防风、桂枝、甘草帮助生地黄将敛降的力量带到人体的上部，从而更加有利于其敛降浮越到上部的阳气。诸药合用，切中病机则阴复阳平而得治。

本方的脉证仲景书中提示为"其脉浮"，这并不是反映本方证病机的主要脉证特征，而是以左手尺部脉不及为主要特征。

通过防己地黄汤方证，我们也能发现仲景书中表述的脉象，重在从一个角度提示其特点，而完全用我们当今界定的脉象来领会原文提示的脉证，就会出现很多的困难，也会出现很多错误。

百 合

（药用部位：根；质地：润）

《神农本草经》：味甘，平。主邪气腹张，心痛，利大小便，补中益气。生川谷。

《伤寒杂病论》：应用百合的代表方百合地黄汤。

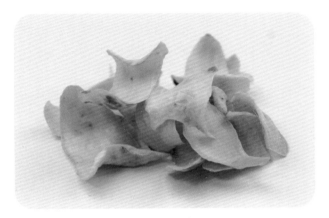

图 40　百合

"百合，甘，平"，百合甘而微寒，属于"降类"，可用于治疗"阴虚"的阴虚证。

百合肉质肥厚，润而多汁，味甘而性微寒，能够滋补阴液，故可用于治疗阴虚证。

从百合的形态、性味来看，百合的主要功效是养阴。从后世对其应用的总结看，百合最擅长的是补上焦的阴虚。

百合名称的得来，大概有三种可能，第一种是百合由多数卵匙形的鳞茎聚合而成，即由"百"片鳞茎聚"合"，故名百合；第二种是由于百合能够治疗"百合病"，所以名之为百合。这两种说法中，笔者更倾向于第一种。

关于百合病，仲景书中曰"百合病者，百脉一宗，悉致其病也"，可见百合病的特点就是"百合"，意思是多种病经方发展后，均容易转化成一种病，即百合病。而治疗百合病的诸方中也主要应用百合，可见百合病与百合有密切关系。

从仲景书中的记录看，百合病的主要症状表现有"口苦""小便赤""脉微数"等，均为阴虚证的典型表现，因此，百合治疗百合病，也是以其养阴的功效发挥作用。同样，百合病治症中的诸多情志、精神

第二章　治疗『阴虚』药物

157

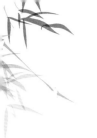

类症状也是由阴虚证的病机引起。

病机（病性病位）：

百合本草功擅补阴，那么阴虚证导致的"邪气腹张"，可用百合治疗。

阴液亏虚可以导致大小便不利，应用百合补阴，则可以起到"利大小便"的效果。

上焦阴虚导致的"心痛"，可以用百合治疗。

百合补阴，也被古人总结为"补中益气"。

由上可见，古人总结了一些百合病的治症，同样是由百合补阴这个功效发挥作用，而这些症状唯有在阴虚的病机下，应用百合才能取效。

附录：相关经方

百合地黄汤

百合地黄汤方由百合与地黄两味药配伍组成。全方属于甘寒降法，用于治疗"阴虚"的阴虚证。

百合地黄汤是百合病的代表方，用于治疗"口苦""小便赤""脉微数"等一系列阴虚的症状。方用甘平的百合配伍甘寒的生地黄，两药合用，补益阴液，诸症可除。

百合地黄汤的脉证以左手脉不及为特征。

龙　骨

（质地：重）

《神农本草经》：味甘，平。主心腹鬼注，精物老魅，咳逆，泄利脓血，女子漏下，癥瘕坚结，小儿热气惊痫。齿，主小儿大人惊痫，癫疾狂走，心下结气，不能喘息，诸痉，杀精物。久服轻身，通神明，延年。生山谷。

《伤寒杂病论》：应用龙骨的代表方桂枝甘草龙骨牡蛎汤、柴胡加龙骨牡蛎汤。

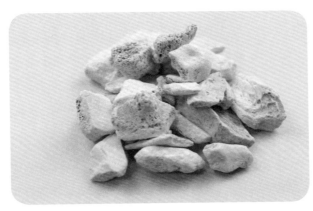

图41　龙骨

升降（阴阳盛衰）：降（阴虚）

"龙骨，甘，平"，属于"降类"，主要用于治疗"阴虚"的阴虚证，也可治疗"阳盛"的实热证、"阳虚"的阳虚证。

龙骨是多种古代动物的化石。

古人将龙骨的味归为甘味，而口尝龙骨几乎没有任何味道，可见由于其味并非辛、苦、咸、酸，而唯有归入甘味相对最为合适。这也反映出仅仅通过单纯的性味，难以将所有中药的特性进行精确表述。因此，我们将药用部位、质地和特性补充到性味里面来，以便更加客观地认识药物。

龙骨性平，即偏于微凉，仅由此可归为"降类"。龙骨的治疗功效，主要体现在其质地和特性上。

龙骨的质地坚硬而重，作用于人体后可以引导人体的气下降，属于"降类"。

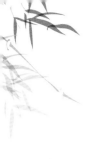

如果把龙骨当作一种"石头"来看，这种石头有一个特性，即以舌舔时会出现"吸舌"的现象，可见龙骨有天然的吸附的特性。之所以唯有龙骨这种特殊的"石头"有这种特性，笔者考虑可能与其数百万年前本身就是血肉有情之品，石化后依旧对血肉之气有强烈的"趋向性"，兼而质重，所以能够作用于于人体后，对人体的气血吸附并敛降之。

因此，龙骨主要是通过吸附、收敛、降下的功效来发挥治疗作用。从而对于阴虚阳浮，可敛之；虚阳浮越，可降之；实热上亢，可敛降之。

当今用龙骨有生龙骨与"熬"制龙骨之分，后者即相当于煅龙骨，经方中所用的龙骨均为生龙骨。

病机（病性病位）：

龙骨质重而降气，其吸附、收敛的特性，非常适用于治疗一切表现为亢奋的精神情志类症状，其病机无论是阴虚证、阳虚证导致的，还是实热证导致者，均有合理配伍后应用的机会。

"心腹鬼注，精物老魅""小儿热气惊痫""小儿大人惊痫，癫疾狂走""诸痉"等一系列症状，均属于精神情志类，并且都表现为亢奋的状态，都属于龙骨敛降吸附功能的适用症，应用龙骨后可以起到"杀精物"之效。

此外，"咳逆""不能喘息"均为气机上逆类症状，虚证引起者，龙骨可以敛降之，实热引起者，龙骨降泄之。

"泄利脓血"症状的病机，为正邪交争而正气欲通过泻下的方式将邪气祛除，龙骨质重降下，助正祛邪。

"女子漏下"一症，虚证者龙骨可吸附、收敛，实热引起者，龙骨可降下实热。

"癥瘕坚结""心下结气"，是龙骨通过质重降下的功效对此类病症起到治疗作用。

附录：相关经方

桂枝甘草龙骨牡蛎汤

此方由桂枝、甘草、龙骨、牡蛎四味药配伍组成。全方属于降法，用于治疗"阴虚"的阴虚证。

患者在前期应用了"火逆"、"下之"、"烧针"的治疗以后，因阴津血耗伤而出现了阴虚证，阳气被敛降不足而浮越上扰，出现"烦躁"的症状。此时重用龙骨、牡蛎收敛降下浮越的阳气，轻用桂枝、甘草将龙骨、牡蛎敛降的力量带到上部。

桂枝甘草龙骨牡蛎汤的脉证以左手脉不及为特征。

柴胡加龙骨牡蛎汤

柴胡加龙骨牡蛎汤方以小柴胡汤配伍龙骨、牡蛎为特点。全方病机包含多个因素，而其中的龙骨主要用于治疗其中的"阳盛"。

从辨阴阳的角度，柴胡加龙骨牡蛎汤证的病机包含阳盛和阴盛，所以在治法上既有升法又有降法，其中阴盛者用升法治之，阳盛者用降法治之。由于其中有阴盛的柴胡证，邪气留滞中焦，正邪交争，正气欲向上祛邪，所以出现"胸满"的症状；由于其中有阳盛的龙骨、牡蛎、大黄、铅丹证，所以出现热势上涌的"烦"、"惊"、"谵语"症状；热邪上涌，并且正气也在向上祛邪，气血皆聚集于上、于外，所以会出现"一身尽重，不可转侧"症状。方用柴胡加龙骨牡蛎汤，一方面用小柴胡汤向上升散邪气，另一方面用龙骨等药物敛降上涌的热邪。

柴胡加龙骨牡蛎汤的脉证以双手均出现太过脉为特征。

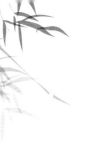

牡 蛎

（质地：重）

《神农本草经》：味咸，平。主伤寒寒热，温疟洒洒，惊恚怒气，除拘缓鼠瘘，女子带下赤白。久服强骨节，杀邪气，延年。一名蛎蛤。生池泽。

《伤寒杂病论》：应用牡蛎的代表经方桂枝去芍药加蜀漆牡蛎龙骨救逆汤、桂枝加龙骨牡蛎汤。

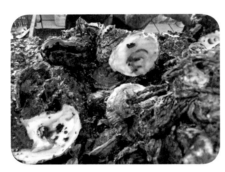
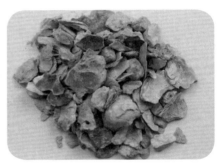

图 42 牡蛎

升降（阴阳盛衰）：降（阴虚）

"牡蛎，咸，平"，"咸味涌泄为阴"，牡蛎属于"降类"，主要用于治疗"阴虚"的阴虚证，也可治疗"阳盛"的实热证和"阳虚"的阳虚证。

牡蛎就是牡蛎（又名生蚝）的贝壳，质地重，兼以味咸而微寒，能够敛降人体的气机，属于"降类"。

牡蛎生长在海中，古人认为其壳吸收天地之精华，所以作为药用。我们观察牡蛎这种动物，与其他海洋动物相比，其具有一种特别善于长贝壳的特性。牡蛎的贝壳厚实而坚硬，而这些贝壳就是更多地吸收了大海的能量，也就是说，牡蛎具有天然的擅长吸收并储存大海能量的特性，而大海的能量就属于大地的能量，属于能够令人安静的能量，兼以牡蛎的贝壳质地重，所以具有收敛、沉降的功效。此外，大海的能量中也包含水湿，即牡蛎擅长从海水中吸收物质，然后将海水排出体外，所以牡蛎作用于人体后，也能够收敛人体的水湿。

质重而咸的牡蛎通过敛降人体气机，可以敛降因阴虚而导致的阳气浮越，也可以敛降因阳虚而导致的虚阳上浮，还能敛降因实热而导致的热邪上涌，还能通过收敛之力来收敛水湿。

牡蛎与龙骨都质地重，并且属于降法，但是与质重而擅长清热的石膏有所不同，两者清热的力量要弱于石膏，大概与两者皆为血肉有情之品，作用于人体相对作用比较和缓有关。

经方中牡蛎除生牡蛎外，还有将牡蛎"熬"的炮制方法，"熬"是一种热制的炮制方法，"熬"牡蛎相当于当今的煅牡蛎，牡蛎经煅制后，养阴的功效会减损。一般认为煅牡蛎更擅长收敛，对这种认识，仅供参考，笔者尚未探究竟。

病机（病性病位）：

由于外感邪气或热邪导致的"伤寒寒热，温疟洒洒"，由于热邪上涌导致的"惊恚怒气"，牡蛎通过敛降之力可以泄热平冲。

牡蛎收敛水湿的功效可以治疗"女子带下赤白"。

"除拘缓鼠瘘"就是治疗瘰疬的意思。后世认为咸味能够软坚散结，所以咸味的牡蛎能够治疗瘰疬。牡蛎为什么能够软坚散结而治疗瘰疬呢？为什么并不是所有咸味药都具有这个特性呢？牡蛎与其他咸味药相比，有何不同呢？古人对此也未明示，张锡纯认为是由于牡蛎含碘多，这大概不是古人的原始思维。笔者认为，从中医的角度看，瘰疬的形成，大概包含了气滞、痰凝等病机，由于牡蛎擅长"吸附"水湿痰饮，所以对此症有治疗作用。

牡蛎能够敛降浮越之气，对于虚劳证有收敛强壮的治疗效果，所以

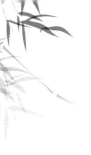

古人谓其"久服强骨节，杀邪气，延年"。

附录：相关经方

桂枝去芍药加蜀漆牡蛎龙骨救逆汤

此方由桂枝汤去芍药加蜀漆、牡蛎、龙骨组成。全方属于降法，用于治疗"阴虚"的阴虚证。

此方病机为阴虚而阳气上浮。本为表证，经过"火迫劫之"后，耗伤的阴液，导致了阴虚，同时，在火攻治疗的引导下，阳气也出现上浮、上扰，从而出现了"惊狂，卧起不安"的症状。此时方用桂枝去芍药加蜀漆牡蛎龙骨救逆汤，方中重用牡蛎五两，以重镇敛降上浮上扰之气，从而达到针对性的养阴功效。

牡蛎本身就有促进人体"吸收"阴液，从而实现养阴的功效，另外，此方通过敛降上浮的阳气，属于切中此方证的病机，所以牡蛎是方中最重用的一味药。

此方脉证以左手脉不及为特征。

桂枝加龙骨牡蛎汤

桂枝加龙骨牡蛎汤方由桂枝汤加龙骨、牡蛎组成。全方治法属于降法，病机属于"阴虚"的阴虚证。

仲景书中对此方病机界定为虚劳，总体看，仍旧属于"阴虚"的阴虚证。疾病多由于"清谷，亡血，失精"后，阴液受损而出现下焦阴虚；"少腹弦急，阴头寒"是阴虚的表现，"目眩，发落"是阴虚而阳气上浮的表现；"脉极虚芤迟"也是脉管内阴津血虚的表现；"男子失精，女子梦交"是人体气机敛降之力不足的表现。此时用桂枝加龙骨牡蛎汤方，助正敛降气机，则诸症可除。方中龙骨、牡蛎均有敛降之功，而其中的桂枝汤是帮助两药将敛降的力量作用到体表。

此方脉证以左手脉不及为特征。

此方如加大龙骨、牡蛎的用量，并减少桂枝汤方的用量，也可用于治疗"阳虚"的阳虚证，因于阳虚而导致阳气上浮者，同样可以重用牡蛎、龙骨以敛降之。

甘 草

（药用部位：根；质地：重）

《神农本草经》：味甘，平。主五脏六腑寒热邪气，坚筋骨，长肌肉，倍力，金创䐃毒。久服轻身延年。生川谷。

《伤寒杂病论》：应用甘草的代表方甘草汤、调胃承气汤。

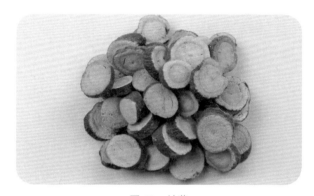

图 43　甘草

升降（阴阳盛衰）：降（阴虚）

"甘草，甘，平"，甘草味甘补益，性平为微寒，属于"降类"，主要用于治疗"阴虚"的阴虚证，也可应用其甘味经配伍治疗多种病证。

口尝甘草的味道很甜，甘味能够补益，而甘草性微寒，药用部位是根部，所以甘草更偏于滋补阴液，用于"阴虚"。

病机（病性病位）：

正是由于甘味能够补益，并且甘草属于补益的降法，所以甘草具有

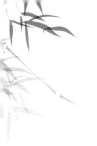

后世所总结的"缓和药性""调和诸药""解毒"的功效。

　　甘草的缓和药性作用主要用于和峻烈药物的配伍，这种配伍方法一方面可以将峻烈药物的作用固定在人体的某一个部位，一方面是甘草通过补益敛降的功效可以缓解峻烈药物的快速作用而引起人体的不适反应。

　　甘草作用于人体部位的范围比较广泛，但过量或者不当服用甘草后，可以引起"中满"，即中焦痞满，可见甘草擅长将补益的力量作用于中焦，也擅长将配伍的其他药物的力量控制在中焦。

　　不当应用甘草会引起或加重小便不利，这与甘草的甘味补益之功有关，过用甘味会影响人体气血的通利。

　　生甘草性微寒，而炙甘草性温。因为汉代还没有蜜制甘草的炮制方法，经方中的炙甘草即将甘草晒干的意思，当今的生甘草即经方中的炙甘草。

　　甘味的甘草擅长补益，所以古人称其可以"坚筋骨，长肌肉，倍力""久服轻身延年"。

　　甘草擅长补益敛降，对"五脏六腑寒热邪气"的病症，即可补益扶正，又能缓解相应的症状反映，所以有应用的机会。所谓扶正即是祛邪，甘草通过这样的方式治疗此类病症，这里提示并非据此就提示甘草具有显著的祛邪功效。

　　"金创尰毒"指古代被金属利器所伤后形成的疮肿，甘草通过养阴功效治疗此类症状。

附录：相关经方

甘草汤

　　甘草汤由甘草一味药组成。全方属于降法，用于治疗"阴虚"的阴虚证。

　　由于阴虚而阳气上浮，导致出现咽痛的症状，此时就可以用甘草一味药，既通过补益之力养阴，又能通过敛降之力而摄敛浮越的阳气，从而取效。此方有代表性地反映了甘草的功效。

甘草汤的脉证以左手脉不及为特征。

调胃承气汤

调胃承气汤方由大黄、芒硝、甘草三味药配伍组成。全方属于降法，病机属于"阳盛"的实热证。

方中大黄、芒硝均为苦寒峻烈攻下之品，而仲景书中却谓此方可以"和胃气"，此方名称也为"调胃"，此外，《伤寒论》第29条提示的病证属于虚证，结果却提示应用苦寒峻下的调胃承气汤，这里面的原因何在呢？其中特殊之处，尽在一味甘草之妙。

调胃承气汤方中以大黄、芒硝为主，且相对重用这两味药，自然可以苦寒降下邪气，所以可以治疗"腹胀满"、"内实"、"腹微满，郁郁微烦"、"蒸蒸发热"、"心烦"；而"少与调胃承气汤"，就可以治疗"胃气不和"，其中发挥重要作用的就是方中的甘草。甘草味甘补益，与大黄、芒硝配伍后，可以将两者的力量"控制"在中焦，使其固定并缓和地发挥敛降的功效，虽然原方用量仍旧属于攻下，但"少用"其量，则可用于敛降人体的气机，从而敛降浮越的阳气、耗散的阴津血，胃以降为顺，所以称其为"调胃"。

此方仲景书中被反复应用的一张方，充分体现出甘草一味药的功效，也是古人在对药物功效精准把握的前提下，灵活配伍应用的实例。

调胃承气汤的脉证以右手出现太过脉为特征。

胶　饴

（质地：黏腻而重）

《名医别录》：味甘，微温。主补虚乏，止渴，去血。

《伤寒杂病论》：应用胶饴的常用经方如小建中汤。

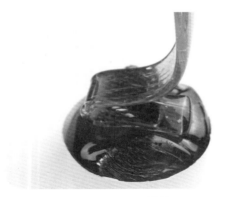

图 44　饴糖

升降（阴阳盛衰）：降（阴虚）

虽然胶饴在《神农本草经》未收录，但属于经方常用药，故通过《名医别录》的记载认识此药。

"胶饴，味甘，微温"，属于"降类"，用于治疗"阴虚"的阴虚证、津液虚、血虚证，也可用于治疗"阳虚"的气虚证、阳虚证。

甘温药物一般属于"升类"，为何味甘而性温胶饴属于"降类"呢？另外，为何胶饴可以用于多种病机的治疗呢？

胶饴即饴糖，饴糖有软、硬两种，软者称胶饴，硬者称白饴糖，均可入药，但以用胶饴为主。

胶饴并非天然药物，是用以米、麦、粟或玉蜀黍等粮食经发酵糖化制成，这些谷物原本性平和，经发酵、蒸制后，性质微温。胶饴味甘，气属微温，可知胶饴有升发之力。麦芽是胶饴制作的重要原料，麦芽处于一种生发的状态，蕴含丰富的生发能量，因此，胶饴虽然重在补益，但补而不呆，既能补益，又能促进生发之机。

仅从这些因素看，胶饴属于补益的"升类"药物，具有温补人体阳气的功效，这确实是胶饴功效的组成部分。

而胶饴的质地黏腻而重，作用于人体后，具有收敛降下之力，兼以补益之功，胶饴更有养阴、补血、生津液之功。

综合胶饴的性状，结合临床的实际应用，胶饴属于一味既能升而温阳益气又能降而滋阴养液的药物，总体上属于平补，但仍旧是以降为主。

实际上，胶饴正是由于降中有升的特性，才能补而不呆，所以更擅长用于补益。

病机（病性病位）：

临床中，对于血虚、津液虚，胶饴可以用甘味补之；对于阴虚而阳气上浮者，胶饴可以补之、敛之；对于阳气虚者，胶饴可以甘温补之；对于阳气虚而虚阳上越者，胶饴可以补而敛降之。因此，临床中应用胶饴与不同的药物进行配伍，就可以侧重发挥不同的功效。

由于胶饴质地重，擅于补益中焦、下焦。

虽然胶饴味甘而性温，但毕竟是由谷物制作而成，口尝胶饴非常甘甜，属于味厚气薄，相对于其他药来看，动气的偏性不大，而重在补益。

需要注意的是，陶弘景《本草经集注》云："方家用饴糖，乃云胶饴，皆是湿糖如厚蜜者，建中汤中多用之。其凝强及牵白者不入药。"可见，临床应用胶饴，当以稀软如厚蜜者为佳。

胶饴味甘性温，具有升发之力，可以温补阳气，因此可以"补虚乏"。

胶饴可以养阴生津液，治疗中焦的津液虚，故可用于"止渴"。

胶饴具有补益之功，且质重而黏腻，所以针对临床中虚证导致的出血，有止血的治疗效果，所以古人谓其可以"去血"。临床中虚劳证的出血和阳虚证的出血，都有合理配伍后应用胶饴的机会。

附录：相关经方

小建中汤

小建中汤是重用胶饴的一张方，胶饴汉代一升据称重约 280 克左右。全方由桂枝加芍药汤配伍胶饴组成。全方总体属于降法，重在用于方药补益基础上的敛降之力。全方病机中虽然有阳虚证、气虚证、阴虚证、津液虚证等，但总体上属于"阳虚"的阳虚证。方中应用胶饴，重在应用其补益之中兼有敛降的功效。

前文已述，桂枝加芍药汤是一张敛降之方，善于敛降上焦、表之气血至下、达里，配以补益以敛降为主的胶饴，全方属于补益之中兼有敛降，适用于中焦阳气虚而虚阳上浮的病机，小建中汤的治症均为此病机的外在表现。

中焦阳气不足容易出现"里急"、"梦失精"，阳气虚而上浮，容易出现"悸"、"衄"、"手足烦热"、"咽干口燥"，小建中汤擅长治疗此类"虚劳"。

小建中汤的典型脉证的特点为右手脉不及。因此，小建中汤擅长治疗以上症状，但以右手脉不及为临床应用的重要鉴别点。

通过此方对胶饴的应用，我们也可以认识到，胶饴属于平补中具有敛降之力的一味药物，结合不同的配伍，可以起到不同的功效。

第二节　治疗"津液虚、血虚"药物
（栝楼根、大枣、麦门冬、五味子、阿胶）

栝楼根

（药用部位：根；质地：硬）

《神农本草经》：味苦，寒。主消渴，身热烦满，大热，补虚安中，续绝伤。一名地楼。生川谷及山阴。

《伤寒杂病论》：应用栝楼根的代表方栝楼桂枝汤、栝楼瞿麦丸。

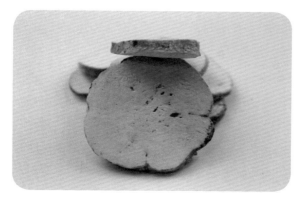

图 45 栝楼根

升降（阴阳盛衰）：降（阴虚）

"栝楼根，味苦，寒"，味苦与性寒均属于"降类"，苦寒药物可以用于治疗"阳盛"的实热证，但栝楼根更偏于治疗"阴虚"的津液虚证，两者均属降法。

口尝栝楼根的味道微苦，提示苦味较薄，其性味应在苦寒与甘寒之间。

栝楼根即天花粉，是瓜蒌植株的根部。鲜栝楼根粗胖质润而多汁，提示其有滋补阴液的功效。从《神农本草经》的记录以及《伤寒杂病论》对栝楼根的应用来看，其功效为既能苦寒降热，更擅滋阴养液。

由于其药用部位是根部，所以作用于人体的部位偏于中焦、下焦。

栝楼根被称为天花粉，可见其干燥的饮片容易成粉，我们经常食用的红薯、土豆、藕等，都属于鲜品多汁的食物，干燥后也容易成粉。

病机（病性病位）：

栝楼根既能清热，又能滋补津液，适用于中焦"阴虚"的津液虚证，故可以"主消渴"，还能"补虚安中"。

苦寒的栝楼根自然能够清降实热，治疗"阳盛"的实热证，所以古人谓其对"身热烦满，大热"症状有良效。

栝楼根也是一味外科常用药物，比如仙方活命饮，方中药用栝楼

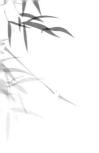

根，也是取其苦寒清热之功。栝楼根药用部位是根部，与擅长促进骨骼生长的地黄相仿，另外，栝楼根的地上部分为藤蔓状，具有伸展蔓延的能量，古人谓其可以"续绝伤"，也是根据药物的性状及临床应用经验的总结。

附录：相关经方

栝楼桂枝汤

栝楼桂枝汤由桂枝汤加栝楼组成。全方仍旧以桂枝汤为主，属于辛温升法，用于治疗"阴盛"的实寒证，但是其中的栝楼一味药，属于甘寒降法。

在桂枝汤证的基础上，出现"身体强几几然"，提示除了具有桂枝汤的病机以外，另外还有津液虚的因素，肌肉组织缺乏津液的濡养，就会出现"强几几"的症状。从脉象上，仲景表述此方证表现为"脉反沉迟"，就是提示总体症状是桂枝汤证，但是脉反而表现出"沉迟"，就是说明还有其他病机存在，不是纯正的桂枝汤证了。这里需要明确，仲景所说的脉"沉迟"，只是提示一种脉诊的感觉，并不能以后世的沉迟脉来套用，这里脉沉迟的实际感觉为脉管细而空。

针对以上的方证以及脉象表现，应用桂枝汤并加用可以具有滋养津液功能的栝楼根，就更加切中病机，而能取得良效。

此方证的症状表现与桂枝加葛根汤证有诸多相似，但从脉证与用药上却有不同。

此方脉证以左手寸部太过脉兼有脉管细为特征。

栝楼瞿麦丸

栝楼瞿麦丸方由栝楼根、瞿麦、炮附子、茯苓、山药五味药组成。

此方证病机为下焦阳虚兼有水饮证，症状表现是"小便不利"及

"渴"，其中的口渴提示水饮证已经伤及了津液。针对这种病机，方中栝楼根的药用部位是根部，既能补津液而治疗口渴，也擅长作用于人体下焦，苦寒之性味可以不影响全方利小便的治疗。

大 枣

（药用部位：果实；质地：粘腻）

《神农本草经》：味甘，平。主心腹邪气，安中养脾，助十二经，平胃气，通九窍，补少气，少津液，身中不足，大惊，四肢重，和百药。久服轻身，长年。叶覆麻黄，能令出汗。生平泽。

《伤寒杂病论》：应用大枣的代表方甘麦大枣汤、当归四逆汤。

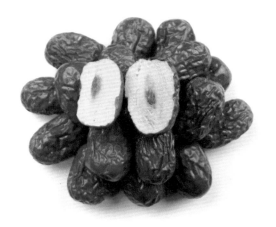

图46　大枣

升降（阴阳盛衰）：降（阴虚）

"大枣，甘，平"，大枣属于"降类"，主要用于治疗"阴虚"的阴虚证、津液虚证、血虚证。

大枣甘平，后世却认为其性味为甘温，甘温多为升类，而大枣却实为降类。大枣是当今经常食用的干果，过食鲜大枣容易引起腹泻，而食

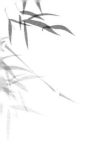

用干燥成熟果实，却一般不会引起腹泻，但大枣的药用部位是果实，质地黏腻致密，故属于"降类"。

大枣甘味补益，可用于养阴、生津，这是大枣的主要功效。

除此之外，与同样是甘味药的甘草相比，甘草的补益功效就偏于壅滞气机而不利于人体气机的通利，相对来说，大枣不但能补，还可以促进人体气机的通利。比如，古人在通行气血的方中和通利水饮的方中，需要用大量的甘味药时，就选用大枣而不用甘草。笔者认为，这大概与大枣这种植物的天然属性有关，我们熟悉的"荆棘"二字，其中的"棘"字就是指枣树，枣树多刺，多刺者擅通利，大枣也天然具有这种"通利"的能量，从而作用于人体后，也有一定的通利气机的作用。

大枣质地黏腻，还可以补益津液、养血。

神农
升降药法

病机（病性病位）：

性味甘平的大枣能够补益，重在养阴，所以古人总结为"安中养脾，助十二经"、"补少气，少津液，身中不足"、"久服轻身，长年"。

大枣属于在补益的药物当中，还具有一定的通利气机的作用，所以古人称其可以"通九窍"。

"平胃气"是大枣能够补益中焦功效的总结。

虚劳证出现"四肢重"的症状，有用大枣补益的机会。

大枣甘味补益，可以缓和峻烈药物伤气、耗气之弊，也就是"和百药"的意思。

大枣可以通过补益的作用而协助人体的正气祛邪，所以古人称其"主心腹邪气"。

阴虚而阳气上浮，容易出现精神类症状，包括"大惊"一类的症状，大枣可以通过养阴的功效治疗。

因为《神农本草经》记载大枣"叶覆麻黄，能令出汗"，有人认为指枣树的嫩叶能够发汗，并且其发汗的作用要强于麻黄，对此，笔者未得其详。

附录：相关经方

甘麦大枣汤

甘麦大枣汤方由大枣、甘草、小麦三味药配伍组成。全方属于降法，病机属于"阴虚"的阴虚证。

仲景书中将本方证的病机总结为"脏躁"，也就是阴虚的意思。"喜悲伤欲哭，象如神灵所作，数欠伸"的症状，均是由于阴虚而机体失养导致。药用甘味的大枣、甘草、小麦，用于养阴，则诸症可除。

甘麦大枣汤的脉证以左手脉不及为特征。

当归四逆汤

当归四逆汤方由桂枝汤重用大枣而去生姜，另加当归、通草、细辛配伍组成。方中大枣重在补益，大枣一药针对的病机是"阴虚"的阴虚证、血虚证。

此方证总体病机属于"阴虚"的阴虚证、血虚证。"脉细欲绝"是阴虚证、血虚证的典型脉诊表现，而在此病机下，患者的主要症状是"手足厥寒"，可见此方证病机的主要矛盾是达于四末的阴血更少。针对这样的病机，治疗应当是补益阴血，并且还要进一步重点改善四末的阴血虚。

当归四逆汤原方重用大枣 25 枚，以补血养阴，另外用桂枝、芍药、当归、通草、细辛诸药将经过补益的阴血通达到四末，从而既针对病机，又可快速缓解症状。

此方既要补益阴血，还要通行气血，所以古人在选择补益作用的甘味药时，就应用了大枣，而非甘草，就是应用大枣具有相对补益且能通利气机的特性。

当归四逆汤的脉证以左手不及脉为特征。

另外，经方十枣汤也是重用大枣的一张方。此方治疗重在攻下上焦或中焦的水饮，方中特别配伍一味甘味的药物，有两个目的，一方面是

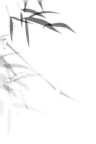

避免峻烈攻下的药物力量直中下焦，那样只会导致腹泻而难以祛邪，重用大枣就可以将攻下药物的力量固定在水饮所在的上焦或中焦；另一方面是可以补益攻下水饮后伤及的阴液。甘味补益药物选择大枣而不是甘草，其原因正如上所述。

麦门冬

（药用部位：根；质地：润）

《神农本草经》：味甘，平。主心腹结气，伤中伤饱，胃络脉绝，羸瘦短气。久服轻身，不老，不饥。生川谷及隄阪。

《伤寒杂病论》：应用麦门冬的代表方麦门冬汤、竹叶石膏汤。

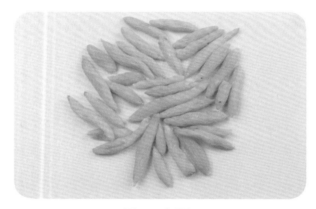

图 47　麦门冬

升降（阴阳盛衰）：降（阴虚）

"麦门冬，甘，平"。麦门冬即麦冬，属于"降类"，主要用于治疗"阴虚"的津液虚证、阴虚证、气滞证。

麦冬的药用部位是根部，质地重而微寒，所以也属于"降类"，麦冬可以引人体的气机下行、向内。

麦冬味甘，鲜品多汁而润，所以能够补益人体的津液，可用于治疗

"阴虚"的津液虚证、阴虚证。

麦冬可以降气，而更多存储降气能量的部分在麦冬中间的"芯"，所以经方中要应用麦冬滋补津液且降气的功效时，就不去麦冬的芯，而主要应用麦冬滋补津液的功效时，就要求去心。麦冬的干品饮片很难去心，由此来看，古人应用的麦冬大概是鲜麦冬。

综上所述，麦冬的功效为滋补津液，也能降气、下气。

病机（病性病位）：

麦冬属于"降法"，药用部位是根部，所以可以作用于人体的中焦，其功效可以降气、下气，所以可以治疗"心腹结气，伤中伤饱，胃络脉绝"。但需要注意的是，此类症状以有津液虚、阴虚病机者，方为单用麦冬治疗的适应证。

麦冬可以补益津液，具有补虚的功效，所以古人谓其可以治疗津液虚病机下的"羸瘦短气"症状。

麦冬的性味相对比较平和，所以古人称其补益之功可以做到"久服轻身，不老，不饥"。

从《神农本草经》的记录看，古人更多地应用麦冬的降气、下气功效，自然当以不去心的麦冬为佳。而经方中应用麦冬，重在应用其补益津液的功效，所以多提示"去心"。

附录：相关经方

麦门冬汤

麦门冬汤方由麦冬、人参、大枣、甘草、半夏、粳米六味药配伍组成。全方属于降法，用于治疗"阴虚"的津液虚证。

虽然麦门冬汤可以治疗上焦、中焦津液虚，仲景书中记录的麦门冬汤证的病机属于仅有上焦津液虚。

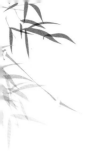

由于上焦的津液虚，所以滋养组织不足，兼以阳气上浮，即"火逆上气"，出现"咽喉不利"的症状。此时的治疗就应当"止逆下气"，而滋补津液治法本身就属于降法，另外还应当加入降气、下气之品。

麦门冬汤重用麦冬七升（按照今天的重量折算，此方鲜麦冬的用量大概在 1000 克以上），以滋补津液，同时，此方的麦冬不"去心"，所以具有较强的降气、下气的力量。配合其他药物后，共同起到滋补上焦津液并降气的治疗作用。

麦门冬汤的脉证以左手脉不及为特征。

竹叶石膏汤

竹叶石膏汤全方属于降法，病机属于"阴虚"的阴虚证。

原本的表证，经过辛温发汗的治疗后外邪已除，由于辛温的药物升散作用，一方面会耗伤阴津血，另一方面也会引起人体阳气的上浮，病机属于阴虚证，所以出现"虚羸少气，气逆欲吐"的症状。治用竹叶石膏汤，方中用麦冬、人参、甘草、粳米以补益，用竹叶将石膏敛降的作用带到人体的表（上焦），配合用石膏以敛降上浮的阳气，半夏、粳米以顾护中焦。

由于竹叶石膏汤方证不宜过于降气、下气，所以方中所用麦冬"去心"。

竹叶石膏汤的脉证以左手脉不及为特征。

五味子

（药用部位：果实）

《神农本草经》：味酸，温。主益气，咳逆上气，劳伤羸瘦。补不足，强阴，益男子精。生山谷。

《伤寒杂病论》：应用五味子的代表方小青龙汤、桂苓五味甘草汤。

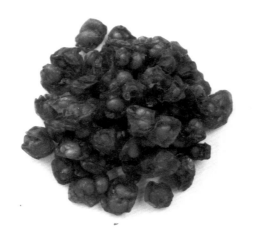

图 48 五味子

升降（阴阳盛衰）：降（阴虚）

"五味子，酸，温"，"酸苦涌泄为阴"，五味子属于"降类"，主要用于治疗"阴虚"的津液虚证、阴虚证。

五味子属于果实，口尝味道很酸，五味子的治疗功效主要就是通过其酸味来发挥作用。

与苦味药相比，酸味药更长于收敛。五味子性温，属于气味俱厚，主要提示其存储动气的能量较多，而动气作用的方向也是收敛降下。

敛降气机的酸味药也属于动气、耗气之品，酸味药物本身并没有补益的作用，日常单独多服五味子也起不到补益的效果。后世认为酸味药可以养阴，是因为酸味药可以针对阴液向上耗散的病机状态，通过其敛降气机的功效最终起到治疗作用。

五味子在经方中多配伍应用，也是利用其敛降气机的功效。

病机（病性病位）：

五味子的药用部位是果实，兼以味酸，擅长作用于人体的部位是中

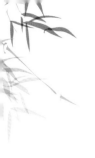

焦、下焦。

五味子酸温，能够通过敛降气机而养阴、养津液，所以古人总结五味子可以"益气"、"补不足，强阴，益男子精"。

"劳伤羸瘦"属于虚劳，多因正气耗伤所致，五味子通过敛降气机而平降正气升散耗伤的状态，从而间接起到补益的作用。需要注意，临床中有需要仅用补益之品治疗虚劳时，单用五味子并不适合。

五味子治疗"咳逆上气"见于三种情况，一种是属于阴虚证而阳气上浮病机的咳逆，有应用五味子的机会；一种是阳虚证而虚阳上浮病机的咳逆，有用五味子的机会；第三种是应当应用大量升散的药物助正升散邪气治疗者，有适量配伍应用五味子的机会。而临床中需要仅用升法药物治疗的咳逆上气，是不可以仅用五味子治疗的。

小青龙汤

小青龙汤方由桂枝、芍药、麻黄、干姜、细辛、半夏、五味子、甘草八味药配伍组成。全方属于升法，病机属于"阴盛"的实寒证、水饮证，而其中的五味子一药，属于降法。

小青龙汤的病机被仲景表述为"伤寒表不解，心下有水气"，即实寒证兼夹中焦水饮证，也可称为外邪里饮。

实寒外袭兼以水饮邪气停于中焦，正气与之抗争而欲祛除之，正气祛邪的方向是升法，所以表现出气机上逆"干呕"的症状，治疗就应当助正升散邪气。小青龙汤方中桂枝、芍药、麻黄升散在表之邪，干姜、细辛、半夏升散中焦水饮，六药合用升散之力峻烈，所以用甘草以缓和峻烈之性。方中另外加用酸温的五味子，可以起到两个作用，一方面可以通过酸敛之力约束众多升散药物的力量，避免邪去而正伤；另一个方面，通过敛降气机，还可以补益众多辛温药物耗伤的津液。如此配伍，则尽可能祛邪而不伤正，邪去正安而症已。

小青龙汤的脉证以左手太过脉为特征。

桂苓五味甘草汤

此方由五味子、桂枝、茯苓、甘草五味药配伍组成。全方属于升法，病机属于"阴盛"的实寒证、水饮证，而其中的五味子一药，属于降法。

此方证的病机是下焦实寒证、水饮证。

本来是邪气位于上焦、中焦的外邪里饮，被误用下法以后，邪气被攻下的药物引入下焦。正邪交争，正气欲通过升散的方向将下焦的邪气祛除，所以出现了"气从小腹上冲胸咽""其面翕热如醉状""时复冒"的症状，下焦邪阻兼以津液虚，所以出现"小便难"。此时的治疗应当是助正将邪气从下焦向上升散出来，所以药用辛温的桂枝、属于升法的茯苓以升散邪气，但是，桂枝与茯苓在人体发挥升散作用的部位是上焦、中焦，此时再加入一味酸温敛降的五味子，将桂枝、茯苓升散的力量敛降到下焦，使得全方从下焦向上发挥升散邪气的力量，配合甘草补益，从而祛邪外出。

方中五味子通过敛降气机，还可以起到补益下焦津液的作用。

此方脉证以左手尺部出现太过脉为特征。

- -

阿 胶

（质地：黏腻）

《神农本草经》：味甘，平。主心腹内崩，劳极，洒洒如疟状，腰腹痛，四肢酸疼，女子下血，安胎。久服轻身，益气。一名傅致胶。

《伤寒杂病论》：应用阿胶的代表方黄连阿胶汤、芎归胶艾汤。

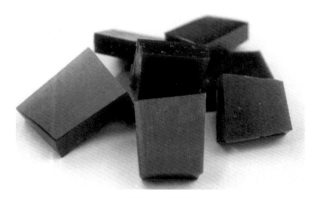

图 49　阿胶

升降（阴阳盛衰）：降（阴虚）

"阿胶，甘，平"，阿胶属于"降类"，主要用于治疗"阴虚"的血虚证。

阿胶味甘，具有补益之功，主要用于滋补阴血。兼以阿胶的饮片质地重，属于补益的"降类"药物。

烊化后的阿胶质地黏腻，所以阿胶既有补血之功，又有敛降之性，故特别擅长治疗因为血虚证导致的出血症状。

需要注意的是，由于阿胶擅长止血，所以很容易被临床滥用，实际上，阿胶一味药本身仅适用于血虚证导致的出血，兼有其他病机导致的出血，并非适用，或者必须经合理配伍才有应用的机会。

古之阿胶由马皮经热制而成，当今的阿胶贵以驴皮制作者佳。

经方中多以阿胶配伍应用，由于阿胶药性平缓，也常被今人当作保健药品。

病机（病性病位）：

阿胶能够养血，所以，因血虚证而导致的"劳极，洒洒如疟状，腰腹痛，四肢酸疼"症状，有应用阿胶补益治疗的机会。

"久服轻身，益气"也是阿胶补血功效的具体体现。

阿胶擅长治疗血虚证导致的出血，所以"心腹内崩""女子下血"

症状，均是此功效的具体体现。

女性血虚导致的"下血"等症状，应用阿胶后可以起到"安胎"之效。

从《神农本草经》的记录来看，古人常用阿胶止血，实际上，并非所有的出血症均为阿胶适用。比如，临床中经常会遇到由于血瘀证导致的出血，也有实热证引起的出血，比如大黄黄连泻心汤证，诸如类似的情况就不是阿胶的适用证。

附录：相关经方

黄连阿胶汤

黄连阿胶汤方由黄连、黄芩、阿胶、芍药、鸡子黄五味药配伍组成。全方属于降法，病机属于"阳盛兼夹阴虚"的实热证、血虚证，方中阿胶属于降法，针对血虚证的病机。

此方证的病机有两个因素。"心中烦"是中焦实热病机的具体表现，热势上涌，会出现"不得卧"的症状。此外，热邪内停会耗阴伤血，阴血亏虚也会导致阳气上浮，而出现"不得卧"的症状。黄连阿胶汤方中黄连、黄芩、白芍以敛降实热，阿胶、鸡子黄以养血滋阴，从而切中病机，诸症得除。

此方体现出阿胶养血的功效。

此方脉证以右手关部太过脉兼左手不及脉为特征。

芎归胶艾汤

此方由当归、川芎、干地黄、芍药、艾叶、阿胶、甘草、清酒八味药组成。全方属于降法，病机属于"阴虚"的血虚证、血瘀证。此方为应用阿胶以补血而止血功效的代表方。

芎归胶艾汤的病机有下焦血虚证和血瘀证两个因素。多因于"妊娠"或平素血虚，以及出血导致的血虚这些原因，导致患者血虚证的病机。因为血虚而导致气血循行不畅而出现血瘀证的病机。血虚和血瘀都

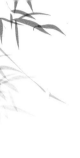

神农
升降药法

会导致"漏下""半产后因续下血都不绝者""妊娠下血"等出血的症状表现，而出血又会导致血虚，患者就是处于这种病机互相影响的恶性循环状态。治疗方用芎归胶艾汤，一方面通过干地黄、甘草养阴，用阿胶既能补血又能止血，另一方面配以川芎、当归、艾叶、清酒，以通行气血，从而实现补血而不滞血，行血而不伤血的治疗目标。

此方证的脉证以左手脉不及为特征。

第三节　治疗"气滞、血瘀、水湿痰饮"药物（知母）

══════════ 知　母 ══════════

（药用部位：根茎；质地：柔润）

《神农本草经》：味苦，寒。主消渴热中，除邪气，肢体浮肿，下水，补不足，益气。一名蚔母，一名连母，一名野蓼，一名地参，一名水参，一名水浚，一名货母，一名蝭母。生川谷。

《伤寒杂病论》：应用知母的代表方百合知母汤、桂枝芍药知母汤。

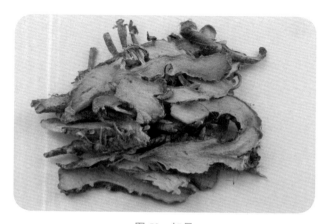

图50　知母

升降（阴阳盛衰）：降（阴虚）

"知母，味苦，寒"，味苦与性寒均属于"降类"，知母擅长养阴，用于治疗"阴虚"的阴虚证、水饮证，以及"阳盛"的实热证、水饮证。

知母味苦性寒，且药用部位是根茎，自然属于"降类"，可用于治疗实热证。此外，擅长降水饮是知母本草的特性。

鲜知母柔润而多汁，汁液浓而滑，从古人给其命名为"水参""地参"就可见一斑，提示其有养阴之效。

因此，知母以擅长降下实热、水饮为功效，还能养阴，所以对于因热而伤阴、水饮伤阴、阴虚有热最为适合。

病机（病性病位）：

热邪袭扰并且已经进一步伤阴，就可以导致消渴的症状，即"消渴热中"，知母既可清热又能养阴，非常适用于此类病症。

苦寒的知母利用其苦降之性，非常擅长"下水"，所以对于"肢体浮肿"的症状，需要用下法治疗水饮证者适用知母。

知母可以降下邪气，所以称其可以"除邪气"。

知母既能将属于"废水"的水饮降下祛除，又能将利用的阴液补上，所以古人称其可以"补不足，益气"。此处的益气并非指知母可以温补阳气，而仅指其具有补益之功。

附录：相关经方

百合知母汤

百合知母汤由百合与知母两味药组成。百合甘平，知母苦寒，全方属于甘寒苦降法，用于治疗"阴虚"的阴虚证。

百合地黄汤证经发汗后，气机随发汗药的作用而上逆，此时仲景将

甘寒的生地换为苦寒的知母，增加敛降的力量，同时知母也有养阴的功效，可以补益因发汗而耗伤的阴液。

百合知母汤的脉证以左手脉不及为特征。

桂枝芍药知母汤

桂枝芍药知母汤证的病机中，除有"风寒"以外，症状"脚肿如脱，头眩短气，温温欲吐"提示水湿之邪也很重，方中知母一方面有"下水"的功效，另一方面配合方中大量辛散温燥之品，对辛温之品对阴液的耗伤也有补益作用。

经方酸枣仁汤，方用知母也是用其既能降热又能养阴的功效。

仲景书中，有多张经方应用知母的苦寒降热功效，比如白虎汤、白虎加人参汤等。以上两方是重在应用知母的养阴、清热、下水功效，但无论知母的何种功效，总属于降法。